U0363540

正念幸福课

Nuevo manual de mindfulness

[西班牙] 哈维尔·加西亚·坎帕约　著
Javier García Campayo

黄艺、张心宇　译

南方传媒　花城出版社

中国·广州

图书在版编目（ＣＩＰ）数据

正念幸福课 ／（西）哈维尔·加西亚·坎帕约著；
黄艺，张心宇译. -- 广州：花城出版社，2022.3
　　ISBN 978-7-5360-9634-9

　　Ⅰ. ①正… Ⅱ. ①哈… ②黄… ③张… Ⅲ. ①精神疗
法－普及读物 Ⅳ. ①R749.055-49

中国版本图书馆CIP数据核字(2022)第032097号

出 版 人：张 懿
策划编辑：林宋瑜
责任编辑：林 菁　揭莉琳　梁宝星
技术编辑：凌春梅
封面设计：庄海萌

书　　名	正念幸福课
	ZHENGNIAN XINGFU KE
出版发行	花城出版社
	（广州市环市东路水荫路 11 号）
经　　销	全国新华书店
印　　刷	佛山市浩文彩色印刷有限公司
	（广东省佛山市南海区狮山科技工业园 A 区）
开　　本	880 毫米×1230 毫米　32 开
印　　张	7.375　1 插页
字　　数	123,000 字
版　　次	2022 年 3 月第 1 版　2022 年 3 月第 1 次印刷
定　　价	45.00 元

如发现印装质量问题，请直接与印刷厂联系调换。
购书热线：020－37604658　37602954
花城出版社网站：http://www.fcph.com.cn

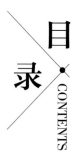

目　录

CONTENTS

第一章　什么是正念以及什么不是正念？正念的应用领域 / 001

一、正念一词的起源 / 003

二、正念在西方的发展简史 / 004

三、正念不是冥想 / 005

四、冥想的类型 / 006

五、什么是正念？ / 009

六、正念作为一种精神状态 / 011

七、关于正念的误解和偏见 / 014

八、正念的不同应用领域 / 019

第二章　正念与身体有什么关系？/ 027

一、身体的重要性 / 029

二、冥想姿势和传统观点 / 031

三、正念的冥想姿势 / 033

四、关于姿势的最基本建议 / 036

五、呼吸 / 037

第三章　正念与头脑有什么关系？/ 041

一、头脑总在运转中 / 043

二、思想是第六感 / 045

三、有意识和无意识思考之间的区别 / 048

四、驯服猴心 / 050

五、正念的基础 / 052

六、好冥想的指标 / 056

七、通过正念练习处理矛盾思想 / 058

八、在头脑中要观察什么？/ 062

九、是谁在观察头脑？观察者 / 065

第四章　正念的正式练习——核心练习 / 069

一、呼吸或坐姿的正念练习 / 071

二、通过坐姿正念练习培养的技能 / 080

三、身体扫描及其子类型 / 085

四、通过身体扫描练习培养的技能 / 091

　　五、三分钟练习或三步练习 / 094

　　六、通过三分钟练习培养的技能 / 097

第五章　正念的正式练习——辅助练习 / 101

　　一、完全专注地行走或正念行走练习 / 103

　　二、身体运动中的正念练习 / 108

　　三、正念行走和运动正念练习的目标 / 111

　　四、该看时就只看，该听时就只听 / 113

　　五、正念练习的效果比对 / 116

　　六、以日记形式记录正式练习 / 117

第六章　正念的非正式练习——如何在日常生活中练习正念 / 121

　　一、非正式练习 / 123

　　二、对非正式冥想的基本建议 / 124

　　三、管理非正式的正念练习：新技术的使用 / 136

　　四、传统冥想里非正式练习的关键要素 / 139

第七章　正念如何运作？ / 149

　　一、霍泽尔模型 / 151

　　二、元认知 / 161

第八章　冥想中出现的主要困难和问题 / 169

　　一、身体问题 / 171

　　二、心理问题 / 175

第九章　正念的禁忌证、注意事项、放弃和不良影响 / 181

一、禁忌证 / 183

二、注意事项 / 185

三、放弃 / 188

四、不良反应 / 191

五、冥想者的神经症 / 193

六、正念导师的特征及其与不良反应的关系 / 194

七、在进行静修和正念课程之前进行的问卷调查 / 195

第十章　正念中静修的重要性 / 199

一、概念 / 201

二、静修的效力 / 203

三、静修的注意事项与禁忌 / 205

四、静修与常规练习的效力对比 / 206

第十一章　将保持练习正念视为一种生活方式 / 211

一、在日常生活中练习正念的困难 / 213

二、对坚持正念练习的一些建议 / 215

三、冥想的中长期影响 / 218

参考书目 / 225

第一章

什么是正念以及什么不是正念？

正念的应用领域

知者不言，
言者不知。

——老子《道德经》

一、正念一词的起源

正念是sati一词的翻译，该词源自巴利语，是大约2500年前佛陀论述所使用的语言之一。Sati的翻译含有一定的复杂性，因为其在佛教中是一个广义的概念。它与自动驾驶一般的"清醒梦"是相反的。它的意思是指专注于当前的一切。尽管正念通常被翻译为"充分专注""敏锐观察"或"充分认知"，但它还包括更多方面。例如，该术语的另一种可能翻译是"记忆"或"回想"。从某种意义上说，一种现象在我们脑海中被记住或"存在"的前提是，要对其以专注或有意识的方式经历过。

二、正念在西方的发展简史

从19世纪末开始，佛教及其冥想技巧就开始传入西方，但直到20世纪中叶，西方心理学才开始关注它，并将其某些教义用作心理疗法。但正念在西方发展最重要的里程碑是1979年乔恩·卡巴金（Jon Kabat-Zinn）在马萨诸塞大学（美国）创立了正念研究中心，并开发了"正念减压疗法"（the Mindfulness-Based Stress Reduction Program-MBSR）技巧（卡巴金，1990年[①]）。卡巴金成功提取了佛教冥想技巧的精髓，并去除了其内含的所有宗教或文化的印迹，使得无论任何宗教信仰的人都可以进行练习。随后，他还开发出了其他基于正念的治疗技巧和疗程，使其适用于各种具体病理或环境。

---

① Kabat Zinn J. Full Catstrophe living: Using the wisdom of your body an mind to face stress, pain and illness. New York, NY: Delta, 1990.

三、正念不是冥想

正念并不是人们常误以为的冥想。实际上，有时并不需要进行正式的冥想也可以达到高水平的正念境界，尽管这并不常见。例如，全神贯注地进行日常活动，这也是非正式的冥想形式。人们也可以通过心理教育技巧来进行正念，例如在彻底接纳模式中所使用的技巧，是构成辩证行为疗法的技巧之一。但反过来说，并非所有类型的冥想都能通往正念，注意力练习才是达到这种境界的主要方法（加西亚·坎帕约与德马索，2018年[①]）。

---

① Garcia Campayo J, Demarzo M. ¿Qué sabemos del mindfulness? Barcelona：Kairós，2018.

四、冥想的类型

冥想有多种不同类型的划分办法，其中最复杂且最完整的一套模型，也就是我们将在这里使用的模型，是达尔及其团队①（2015年）所创的。达尔将冥想实践分为三个迥异的类别：注意力类、建构类、解构类。

（一）注意力类的练习

寻求操控自己的注意力的方向和焦点范围（泛焦与聚焦）。比如说控制并觉察它，或将它从某些干扰点上移除，然后将其重新定位到所选的对象上。在这些技巧的基础上可以发展出元认知，也就是意识到意识过程本身的认知功能。在缺

---

① Dahl CJ, Lutz A, Davidson RJ. Reconstructing and deconstructing the self: Cognitive mechanisms in meditation practice. Trends in Cogn Sci 2015; 19: 515-23.

乏元认知的情况下，人就会与自身经历发生"体验融合"、与自身情感和思想发生"情感与认知融合"。例如，在观看一部有趣的电影时，如果我们被电影情节所吸引，感觉自己身在其中，并且一切似乎都是真实发生的一样，这就是体验融合。但是，当我们远距离观察，并意识到这只是一部由演员和虚构情节组成的电影时，这便是元认知了。在这类冥想中发展出元认知后，还可以开始训练重新集中注意力：将注意力集中在一个物体上，观察注意力是如何从该物体上移开的（思维漂移），然后将注意力再次定向到该物体上。这个类型是正念特有的冥想类型。

（二）建构类或生成性类的练习

所有默祷传统均认为品德的培养是不可或缺的。在建构类练习中需要发展元认知，但其目的是要改变思想内容，而不仅仅是观察它。与注意力类练习不同的是，注意力类练习通常侧重于观察或操控认知与情感模式，以及注意力的重新定向，而建构类冥想则试图改变思想和/或情感的内容。

通常，这类冥想会寻求与他人发展和谐的关系，而其中一些可以培养出某种个人特质，比如耐性或公允（不表现出对人或物的偏好，避免按照"我喜欢"或"我不喜欢"的模式对事物进行分类的能力），以便能更好地应对日常令人紧张的事件。其他生成类冥想会寻求发展亲社会型特质，例如通过改变人际关系的目标和形式来建立同情心。

（三）解构类的练习

解构类的练习，会通过自我诘究来获取有关有意识体验的本质与动态的自我认知。其目的是通过探索感觉、情感和认知变化，以及基于生活经验衍生出的有关自己、他人和世界的内在模型而获得的自我认知，来消除认知失调的认知模式。

解构类练习的重点在于所谓的"去二元化"，也就是要扭转过往经验，使得"自我/他人"和"主体/客体"这样的认知建构不再成为主要的经验模式。这样做的结果是，削弱我们作为"自我"与世间其他事物对立分离的感觉，从而使我们产生与宇宙意识更加贴近的感觉。这些练习通常强调不以任何方式控制、指导或改变思想的重要性，一般会被用来纠正"观察者"，也就是见证者，与其意识物对立分离的误区。这些练习的目的不仅是要像注意力类练习那样增强元认知，还要获得直接体验，以及对意识的本质与动态的体验式自我认知。

五、什么是正念？

正念至少具有两种含义：

（一）一种精神状态

这是最被广泛接受的概念。它将"正念"定义为人类头脑的一种状态和特征，所有的宗教和文化都对此有相关描述。这种精神状态以强度不等的形式表现在所有人身上，并以正态分布（又名高斯钟形曲线）的模型出现在人群中。这种与良好的身心健康息息相关的状态，任何人都可以通过训练来获得，这就是这种心理技巧在国际上得到广泛应用的原因。

（二）能够达到正念的心理技巧

正念本身就是一种心理疗法，可用于治疗疾病、预防心理困扰和提高心理健康水平。它被认为是属于第三代疗法的技巧，与第二代疗法（认知疗法）不同的是，第二代疗法旨在用积极的思想和情感替代消极的思想和情感，而正念则旨在教会人们如何以不同的方式与自己的思想和情感建立联系。其主旨是：不要被思想"困住"，避免被思维同化，以摆脱它们的影响。因此，其重点不在于心理现象的内容是积极的或消极的，而是我们与之的关系。尽管正念的某些术语和技巧源自东方的宗教传统，尤其是佛教传统，但正念是一种世俗的技巧，不带任何宗教或文化的印记，并且具有坚实的科学基础。

六、正念作为一种精神状态

正念有多种不同的定义，我们在下表中总结了其中一些。

表1-1：正念的几个主流定义

罗侯罗·化普乐（Walpola Rahula）	"仅限于观察、静赏和检视。我们担任的角色不是法官，而是科学家。"
克里斯托弗·格默（Cristopher Germer）	"用开放与包容的方式来体验当下。"
乔恩·卡巴金	"驻足并停留在当下，仅此而已。"

这些定义无一例外地包含了以下各因素：

1. 专注的能力

个体不应是分心的、倦怠的或懒惰的，而应是专注并且完全聚焦于自己当前的经历。但这是一种放松的专注状态，而不是紧张或兴奋的。

2. 在当下

一个人可能会对过去无法释怀（抑郁症常见表现），或对未来过分关注，担心将来会发生某些事情（焦虑症常见表现）。而在正念里，个人仅存在于当前现象中。因此，清楚感知自己的身体几乎是无法跳过的一步，包括呼吸，因为呼吸从来就只是当下的现象。发展出对自己身体的意识是正念的关键。

3. 接纳

正念帮助我们避免对当下经历做出评判、论断或感觉不满，而是从根本上接受它，不期望它有任何改变。这里的接纳不等同于顺从或被动，而是对无论何种经历均持有开放的态度和非批判式的好奇心。在经历中出现的任何不接纳的因素都会使我们失去正念状态。而这种脱离正念的状态是最不易被觉察到的。

4. 有意的

至少在练习开始时，进入正念状态是一种自愿的，故意的行为。随着时间的推移，该过程会变得自然，并可以在大部分时间都处于这种状态。东方神秘主义者将学习冥想与睡眠的过程进行了比较：当一个人开始睡觉时，无须不断地提醒自己应当睡觉，只需睡觉便可。同样，在掌握了技巧以后，冥想一旦开始，便再也不必提醒自己应继续冥想。这种状态也不会轻易结束，将持续数小时或直到被外界因素打断注意力。

因此，正念由两个基本部分组成：

注意力的自我调节：使人们能够专注于即时体验，从而更好地辨识自己身体、感官、情感和精神状况。

以开放的态度对待经历本身：特征是好奇心与接纳，这就是能在未经意识过滤的情况下认清现象原始样貌的能力。

七、关于正念的误解和偏见[①]

由于正念与东方传统之间的关系，以及西方对该技巧的缺乏认识，出现了一系列有关正念的偏见和误解，应予以澄清。我们将其分类为负面的和正面的误解与偏见。

（一）负面误解

1. 正念仅适用于东方人或佛教徒。其实，正念是世界遗产，是人类思想的先天品质，独立于所有种族、宗教或文化。任何人都可以练习正念并通过练习该技巧而受益。

2. 姿势是一个障碍。练习正念不需要采取任何东方传统姿势（例如莲花坐、半莲花坐等）。尽管可以使用这些经典的冥想姿势，但坐在椅子上也可以完美地练习正念。事实上，有行动障碍的残疾人也可以躺在地板上或使用垫子练习。而在禅宗

[①] 加西亚·坎帕约，2019年。

等教派中强烈建议的"绝对不动"，其实并不适用于正念。

3. 很难学会。研究表明，仅以8节90分钟的标准培训课程为例（即大约持续2个月），以每周一次的进度，个人每天练习大约20分钟，就会发生显著的变化——不仅是心理层面的，甚至是神经影像学检查层面的变化。

4. 正念不是一种被证明有效的技巧。近年来，已有多项研究证明了正念对不同的精神疾病和躯体疾病均有疗效，我们将会在下一章详述。这种疗效不是类似于安慰剂的作用，而是形成一套开始为世人所知的作用机理，我们还将在本书中对此进行介绍。

5. 只有相信正念才会有效。所有研究均证实了，无论初始态度是相信或是不相信正念，均与预估疗效没有明显关系。与正念效果最相关的因素是练习所花的时间和规律性，无论是正式的或非正式的练习。

6. 不能用于精神病患者。正念不但对健康人的心理健康发展有效，对精神疾病（抑郁症、焦虑症、强迫症、成瘾症、饮食失调）和躯体疾病（高血压、癌症、慢性疼痛、纤维肌痛）的治疗也有效。只有针对精神分裂或精神错乱的患者时，才建议对该技巧进行某些改动。

（二）正面误解

1. 正念包治百病。在喜欢正念或冥想的人群中，常见的误解是认为这类疗法对所有疾病都有效，并且可以替代其他疗法（心理疗法和药理疗法）。但正念并不是万能的，因为它的指引是精准的并且是基于科学证据的。当它被用作心理治疗时，必须由专业人员来进行，并且配合药理学治疗使用。

2. 正念没有副作用。像正念这样无害的技巧，也会产生一些意料之外的效果。一般来说，会触发短暂性的体感或情感，这在练习过程中偶尔会出现，尤其是在初学者中。最常见的案例是短暂性地触发焦虑症、对生命的无意义感，和某些奇怪的感觉（类似于光影、溢出身体的感觉等）。虽然这些现象很快会消失，但我们也应该了解。

（三）什么不是正念？（西格尔与其团队，2009年[①]）

1. 不是让头脑放空。我们不想因为失去分析能力而变得

---

① Siegel RD, Germer CK, Olendzki A. Mindfulness: ¿Qué es? ¿Dónde surgió? En: Manual clínico de mindfulness（ed. Fabrizio Didonna）. Bilbao: Desclée de Brouwer, 2009.

愚蠢。头脑始终会产生思想。正念的目的是要感知思考和感觉的过程，而不是停止思考或感觉。当我们想思考时我们便去思考，并且思考会变得更有效，因为没有什么可以分散我们的注意力。但是当我们不需要思考时，头脑便不会产生无用的内心对话，而是保持沉默。

2. 不是寻求启蒙或远离生活。由于冥想练习是在修道院环境（这种环境通常远离日常生活）中进行的，并以实现启蒙为目标，人们以为正念也有着同样的目标。但恰恰相反，正念的目标是把正念带入日常生活，使我们更加了解事物和心理过程。当然，也绝不是提倡逃避现实。

3. 并非消灭情绪。许多人私底下希望正念能使他们感觉不到情绪。但实际上，练习初级阶段的效果却会恰恰相反。因为我们卸下了防御或回避机制（例如，用其他活动或食物分散注意力），所以反而会更清晰地感觉到情绪。在正念中，我们会通过了解情绪的产生过程并不对其做出任何反应，来调节情绪，但不会去消灭它。于是，我们便不会沉迷于无论是正面的还是负面的情绪当中。这些情绪在我们开展另一项活动时便会消失，因为我们的注意力已转向下一个当前时刻，而非停留在过去的情绪中了。

4. 不是摆脱痛苦。与其说是摆脱痛苦，正念更应被理解为是帮助我们避免对痛苦做出激烈的反应并接受它。我们应该意识到，痛苦的产生恰好是因为我们对它做出强烈的反应、抗议或逃避，而不是在当下接受它。

5. 不是一种审判、反省式的自我认知。正念并不是一种无时无刻不在评估我们的行为、思想和情绪的批判性内心声音。正念时刻应是非概念性、非语言性和非经验判断性的。

6. 不是一种自私性的训练。与其他具有强烈社交属性的活动相比，静坐冥想看起来似乎是一种自私的训练。但是，帮助并不一定总是完全无私的。冥想有助于让我们理解自己行为的动机，而且正如研究表明的那样，可以提高我们对他人的共情能力。因此，自然地，冥想的人必然会削弱自我中心感，并培养出积极的社会责任感。

7. 无法快速获得效果。有些人希望在最初几次的冥想中就能获得效果。研究表明，通过每天大约20至30分钟的正式练习，在8至12周内便可以获得明显的心理变化（加西亚·坎帕约与德马索，2018年）。但是，必须将冥想练习融入我们的生活习惯中，才能保持效果。

八、正念的不同应用领域

正念可以应用在以下三种不同的场景内（加西亚·坎帕约与德马索，2018年）：

1. 临床

该练习针对有医学或精神病学诊断并希望医治或改善具体疾病（例如抑郁症、焦虑症、慢性疼痛）的患者。在这些情况下，正念的应用通常应该遵循其治疗方案，并由拥有相应病理学经验的专业医护人员进行。

2. 心理教育

该练习针对的是普通人群，即非病患者但希望改善其身心健康的人们（例如，减少不受控的胡思乱想、更好地应对不利情况、更好地调节情绪等）。在这个场景下可以应用既定的模式，虽然这并不是必需的，并且可以由经过疗法培训的非专业医护人员来进行。在临床和心理教育的场景下，正念通常作用于心理内容，即关于感觉、思想、情感和刺激。

3. 灵修

该练习针对追求心灵发展与升华的人们，无论其健康与否。这种场景下无须遵循既定的模式，而是遵循通常来自佛教或印度教的某些特定宗教传统的修行方式。通常由灵修导师，或具有丰富冥想经验且德操高尚的人进行传授。在这个级别，正念通常不仅作用于心理内容，而是头脑自身的运作了。

（一）感受正念（"葡萄干练习"）

人们通常会利用葡萄干练习来切身感受正念概念。这是正念的入门练习，它可以让几乎不了解这门学科的人通过自身经历，理解什么是正念。目标是在普通意识状态下（即自动驾驶状态）吃掉一颗葡萄干，然后在完全专注的状态下吃掉另一颗葡萄干，以对比这两种经验之间的差异。

这种练习发展出了多种不同的形式，但通常会使用可口的食物（例如巧克力）来进行。变异后的技巧被称为"品尝"，其重点在于缓慢地品尝食物，尽其所能体验进食过程的全部愉悦感，将全部注意力放在感官的体验上，同时避免被令人愉悦的味觉和嗅觉束缚。品尝作为一种技巧，不仅适用于食物，还可应用于我们在日常生活中所遇到的任何感觉。它是积极心理学的一种技巧，也被正念所采用。

葡萄干练习是这样进行的：

第一颗葡萄干。您可以像平时吃得那么快。许多人从来没有一颗颗地吃葡萄干，而是三颗四颗地一起吃下去。吃完以后，简单地回想一下这个体验。

第二颗葡萄干。尝试一下全身心地注意整个进食过程。我们可以想象，面前的是一种来自遥远国度充满异域风情的产品，很难遇到并且非常昂贵。很可能我们今后再也不会有机会尝到这种水果了。

1. 拿

首先，将葡萄干放在手掌上，或用食指和拇指将它夹住。

将注意力集中在它身上，想象它刚来自一个遥远的国家，您一生中从未见过这种东西。

2. 看

花几分钟认真察看，先仔细地从整体上观察这颗葡萄干。

用您的眼睛探索它的每个部分，检查这个陌生的物体。它的明亮部位、阴影、皱纹和褶皱都在哪里？有不对称的地方吗？葡萄干有什么特点呢？

3. 用手指触摸

让葡萄干在手指之间转动一会儿。它的质地是怎样的？是硬的，还是软的？暂时闭上眼睛来增强触觉。

4. 闻

将葡萄干放在鼻子下面。您感觉到了什么？出现了什么样的香气呢？您的口腔或胃里是否正在发生一些有趣的反应？

5. 听

将葡萄干放在耳朵旁边并摩擦一下。您感觉到了什么？出现了什么声音？

6. 将它放在嘴唇上和嘴里

现在，慢慢地，将葡萄干送往嘴唇，同时感受一下手和手臂如何向嘴唇移动的过程。将葡萄干轻轻地放在嘴里，但还不能咀嚼。观察它落在了口腔中的哪个位置。花时间探索所有的这些感觉，包括舌头的感觉。

7. 品尝

准备好后，开始慢慢地咀嚼葡萄干，但不要吞下。第一口要咬得非常缓慢。出现了什么感觉？留意它在口中的味道和质感，还有这些感觉是如何随时间变化的——它们每一刻都在变化。

8. 吞

当我们准备好以后，开始慢慢地吞下葡萄干。当第一次想把它吞下的时候，您有什么感觉？在吞下葡萄干之前，您有什么感觉？最后，尝试一下您是否可以感受葡萄干进入胃部的整个过程，并且观察当您以完全专注的形式吃完以后，体内出现了什么感觉。

9. 下意识地思考葡萄干与地球以及与人类之间的相互联系

思考葡萄干的生长。它需要土壤才能生长，需要雨水和阳光才能成熟，需要风的帮助才能开花结果。整个大自然，整个地球，都参与了它的生长过程。

思考葡萄干是如何到您手上的。多亏了出售它的商人、运输它的司机以及种植它的农民，多亏了数百代人将农业技术传承至今天。

像这个世界上的任何事物一样，一颗简单的葡萄干也离不开整个自然界和地球的作用力，此外还有数代数百万人的努力。这个世界上的任何事物或活动都可称得上是一个奇迹。但是我们并没有意识到这一点，因为我们一直在想着其他事情。花几秒时间思考一下这个问题。

第三颗葡萄干（可选）。在完全专注的情况下吃掉第三颗葡萄干，但并非在老师指导下进行，而是按照您自己的节奏来吃。当吃完后，就可以分享这次体验了。

（二）葡萄干练习的目标

通过这个练习主要能学到以下几点（加西亚·坎帕约与德马索，2018年）：

1. 体验主动注意和"自动驾驶状态"之间的区别。能下意识地用全身感官来关注当下体验。培养好奇心是一种态度。感受身体与情绪之间的联系，因为进食常常是一个情绪化的过程。

2. 感受注意力如何令我们觉察到以前从未注意到的事物，并改变已有经验。

3. 发现我们学到的技巧可以延展到任何其他活动里，使我们能更好地应对日常生活中的常见困难。

（三）故事与启示：世界是一颗璀璨的明珠

正如一句古老的佛教谚语所说："世界是一颗璀璨的明珠。"它所描述的是当一个人能够用心灵的眼睛、孩子般和初学者般的好奇目光观察世界时，世界所呈现出来的瑰丽与完美。我们大多数人都有过这样的经历：早晨，在大自然中，运动或沐浴过后，有时会觉得那里的风景和身边所有的一切都呈现出一种令人难以置信的活力，和几乎超自然的鲜艳色彩。这种现象仅会持续几分钟，然后很快消失；尤其是当我们对它进行反思，或者想告诉别人的时候。得到这种体验是因为我们远离内心杂音的干扰，对它进行了完全专注的观察。

佛教传统想要表达的是，在生活中，无论我们做什么，如果能完全专注地进行并且不被内心杂音所干扰的话，这个经历将会变得非凡和不可思议。因为事实上，美并不存在于世上，而是存在于我们的心里，是我们的心将完全专注地观察到的一切都变得"像珍珠一样闪亮"。

第二章

正念与身体有什么关系？

整个宇宙
是人类的真身。

——道元《朔波坚佐全集》

一、身体的重要性

西方传统文化认为人的心智（头脑）比身体更重要。在西方，人的头脑被认为是产生思想的场所，而身体仅仅是人类表达思想的载体。相反，东方文化却有着截然不同的态度。对于个体的平衡来说，人的身体和头脑是同等重要的。因此，在东方诞生了所谓的身心锻炼方式和技巧，例如武术、瑜伽、太极拳和气功。

近年来，一些科学发现证实了这一来自东方的假说，即身体对我们的心灵有着重要影响。科学研究表明，人的知觉（即身体感觉）以一种重要的方式影响着我们的思想和情绪，反之亦然。实际上，有研究表明，如果改变习惯性行为，即便是简单地把一支铅笔含在嘴里并微笑，就会发现，和以前相比，所产生的体验（例如，阅读报纸上的笑话）会变得更加有趣。

从正念的角度来说，正念是让人把注意力集中在当前时刻。身体和呼吸是进行冥想的关键、首选的锚点，因为这两者是始终处于当下的，这也是冥想的基本目标。而情绪和思想则无法作为锚点，因为它们更多地出现在过去和未来，而不是在当下。另一方面，对身体的冥想可以帮助我们重置思想，摆脱循环思绪的绑架，并停止这些思维过程。这对于情绪的管理也是非常有用的。我们经常会迷失在与情绪相关的思维中，并在无尽的循环中诱发更多的情绪。但是在正念练习中，我们专注于身体的感觉，这样可以使我们停止相关的负面思想，并缓解情绪导致的核心身体症状。

二、冥想姿势和传统观点

冥想的第一步是身体的姿势。东方的冥想传统早已发展出了一系列姿势，这些姿势被认为十分利于冥想的深度。所有姿势都基于两个关键原则：1. 保持稳定，即个体可以保持自己的身体在30~60分钟或更长时间内不动。据认为，必须坚持至少20~30分钟的时间才能达到深度冥想状态。2. 为了保持警醒状态且不能入睡，背部需保持直立。虽然卧姿是最稳定、最舒适的姿势，但却非常容易入睡，因此通常不适用于冥想，除了全身扫描（body scan）练习以外。

坐姿需要使用能抬高脊柱的坐垫。根据禅宗和瑜伽的传统，垫子可以是圆形的，也可以是瑜伽常用的新月形垫子。藏传有一种传统的方形垫子，这种通常比较不舒服，但是大家可以都试一下，看哪种坐垫最适合自己。我们建议坐垫的厚度至少为8~10厘米。另外，地面最好铺上地毯，或者将坐垫放在毯子、瑜伽垫或蒲团上，否则在几分钟内腿脚上承受的压力就会让人难以忍受。

我们在下表中列出的是几个主要的传统冥想姿势，尽管这些姿势对于西方的初学者来说比较难做到。

表2-1　从难到易的东方冥想姿势

1	莲花坐	莲花坐是经典的姿势，是进行冥想的极佳体式，但对西方人来说却有一定难度。两只脚分别放在对侧的大腿上，脚底朝天（如果您觉得脚踝疼痛，就尝试减少脚底的扭曲度，以寻求一个比较舒服的姿势）。
2	半莲花坐	将一只脚放在另一条大腿上，脚底朝上，同时另一只脚则放在地面上。
3	四分之一莲花坐	这种姿势比较容易。一只脚放在另一边的小腿上，而无须放在大腿上，同时另一只脚则放在地上。
4	缅甸坐	两个膝盖都放在地面上，但腿脚不互相交叠。
5	双盘坐或裁缝坐	双腿简单地交叉。对于西方人来说，这是最简单的盘腿姿势，但重心非常不稳，因此很难保持20分钟以上。这个姿势比较适合在椅子上冥想。它的关键是膝盖要接触地面，以形成三脚支撑（臀部和双膝），增加稳定性。有时为了增加稳定性，还可以选择靠墙。但这一坐姿的缺陷在于，如果靠墙或靠椅的话，背部的姿势通常就会不标准（标准坐姿是直背）。
6	跪姿（日语为seiza）	双膝跪在地面，臀部放在脚后跟上，脚背贴地。背部保持挺直，双手放在膝盖上。跪姿通常在榻榻米或柔软的地面上进行，所以我们可以在两腿之间垫上一个垫子，增加舒适感。
7	冥想专用的凳子和椅子	这是做出尽量接近传统姿势的另一种选择。最简单的方法是使用矮板凳来保持跪姿，从而减轻臀部在脚后跟上的重量。在冥想专用品商店还能找到一些特殊的椅子，能帮助我们以更舒适的方式保持跪姿。

三、正念的冥想姿势

在正念中，冥想的姿势并不像东方传统那样有严格要求，因此对于西方人来说也不是一个障碍。最常见的冥想姿势是坐姿，而最重要的原则是感觉舒适（稳定、挺直、端庄但仍是尽量以舒适为主）。在特殊情况下还推荐使用卧姿或宇航员式卧姿，下面我们来解释一下这些姿势：

1. 坐姿或端坐姿

选择一张椅面平坦、有垂直靠背且没有扶手的椅子。保持背部挺直，但注意不要将后背靠在椅背上，因为这样会使背部弯曲。脚掌垂直地面九十度平放。微收下巴，嘴巴闭合（建议将舌尖轻顶在上颚上）。将双手放在大腿上，或手掌向上相扣，或拇指和食指相触。在所有的姿势中，都建议在初始阶段闭眼进行练习，以免分心，但不要用力紧闭。当静坐一段时间后，您会发现自己的眼睛半睁，视线无焦点地以45度的角度停留在3~5米的距离点。这一坐姿也被称为端坐姿,因为在习得这一坐姿后,我们的大脑会感知到一种幸福、自信和自尊感。

2. 卧姿

此姿势经常用于全身扫描(body scan)练习。在进行其他的正念练习时,不建议健康人群使用这种姿势。这种姿势仅供无法保持坐姿的疾病患者进行正念练习时采用。在进行卧姿训练时,建议使用床垫、枕头和垫子,并且盖上毯子,因为练习时体温会下降。这种姿势的最大问题是很容易入睡。正如我们之前所述,需要背部挺直才能在冥想时保持清醒。所以,采用这种姿势时建议使用柔软的垫子来支撑颈部弯曲部位。有行动障碍的人,还可以在后腰垫上一个垫子。

此外还一种特殊的卧姿可建议使用,在瑜伽中称为挺尸式(savasana)。掌心向上,双腿分开约30度,双臂展开约45度。此姿势应专门用于冥想而不是睡觉。这样,头脑就会习惯将这种姿势与冥想关联,将其与睡眠区别开来。

3. 宇航员式卧姿

这种姿势会用在全身扫描练习中,因为对于某些人来说这种姿势更容易。另外它还可以提供另一种非常有趣的体验,因此建议在全身扫描练习中可以不时采用此姿势。具体做法是仰卧在地板上，膝盖弯曲，双腿靠搭在椅子上。注意只有膝盖下的小腿部分是放在椅子上的。

最后，练习时应穿着舒适且适合环境温度的衣物。避免穿紧身的（例如，牛仔裤）和厚材质的裤子。建议穿面料轻薄而且有弹性的裤子，或传统的东方服饰（例如，和服等）。请记住，在冥想练习期间，尤其是在卧姿时，体温可能会略有下降，因此，盖一层轻薄的毯子可以避免着凉。冥想时不穿鞋子，如果袜子妨碍血液循环的话最好也脱掉。

四、关于姿势的最基本建议

在摆正姿势时，至少有以下几点是需要注意的。下表是这几个基本点的汇总。

表2-2　关于姿势最需要注意的基本点

背部	背部必须保持挺直，但同时也要舒适。不应靠在墙壁或椅背上，因为这样脊椎会弯曲。
胸部	扩张并同时放松，这样可以产生相应的心理感觉。
双手	双手轻放在腿上，以避免肩膀有不适感。在禅宗之类的传统中，拇指是相扣的。
双脚	双脚应舒适地放在地面上，如果双脚悬空，则必须换一张椅子。
面部	面部不应像平时一样绷紧。必须放松额头、眼睑、嘴唇以及舌头所接触的上颚区域，所有这些都是平时经常容易紧张的地方。
眼睛	眼睛可以睁开、半闭或全闭。在睁眼状态时，应该是放松的，不注视任何特定的事物，将视线停在约5米远的地方。在训练的最初阶段，闭眼练习比较容易，只有高级别的冥想者才会进行半闭眼练习（不需要眨眼，因为眨眼会很容易分散注意力）或完全睁眼练习。

五、呼吸

呼吸是注意力的最佳锚点。大部分传统都将呼吸选作锚点的原因有很多，具体我们将其总结在下表中。

表2-3　选择呼吸作为冥想锚点的主要原因

永远与我们同在	一些外部物体（例如，一幅画像、一支蜡烛等）不一定会一直都在，但身体和呼吸是一直与我们同在的，不需要做什么特别的事情就能感觉到它们。
不产生依附感	呼吸是中性的，不会像其他物体一样导致喜好或排斥（比如神像、熏香等）。
总是在变化	我们会利用一生中的许多时间来专注于呼吸，因此它不能总是一成不变的。没有两次呼吸是一样的，它的强度、速度、空气接触的区域、空气的特性（湿度、温度等）都存在着许多细微的变化。呼吸也可以反映我们的情绪，充当我们情绪和精神状态的温度计。
处于自愿与非自愿之间	西方人通过主动控制（例如，体育锻炼）来与呼吸建立联系，而东方人则一直致力于观察而不是改变它。我们与呼吸的关系隐喻了我们对生活的两极态度：从接受主义（观察呼吸）到最大程度的干预主义（主动控制）。

正念时，不必控制呼吸，只需感受呼吸即可。随着时间的流逝，我们最终会"爱上"呼吸，并感觉到这就是我们的自然"生境"，于是冥想时就会有回家的感觉。

（一）练习：学会将我们自己与身体不适进行关联

这是一种可以在任何正式冥想中进行的练习，也可以将其用作非正式冥想。生活中一定会不断出现各种不适和烦恼，这样做可以帮助我们更好地面对和战胜它们。其目的不是为了受虐，也不是为了突出痛苦，而是为了避免对不适和烦恼做出不自主的反应，并能清醒意识到自己的行为。

采取自己常用的冥想姿势。让身体自主呼吸几下，然后观察呼吸。最大限度地感受呼吸带给您的所有感觉。

如果这时您的思维发散了，没有关系，只需重新把注意力拉回到呼吸这个锚点上即可。

继续呼吸10~15分钟后，仔细扫描自己的身体，看是否能找到一些不适感，比如痒或者疼的地方。不要立即抓挠或改变姿势来减轻不适，而是把呼吸放在注意力的第二层次，然后将所有的注意力都集中到不适的地方，察看它的特点和它每时每刻的变化。

尽可能长时间地使这种不适感保持下去，如果到了实在难以忍受的地步，您可以随时决定活动身体或者抓痒。在关注不适几分钟后，回到呼吸锚点，然后再结束。

（二）故事与启示：你我不一样

佛陀有一个表哥叫德瓦达塔（Devadatta），他非常嫉妒佛陀，好几次尝试要杀死他。有一次，当佛陀在一条道路上散步时，德瓦达塔从山顶向他扔了一块大石头，差点就要了他的命。但佛陀依旧无动于衷，唇边带着微笑。

几天后，他们俩在村子里相遇，佛陀居然亲切地问候表哥，德瓦达塔惊奇地问他为什么不生气。

"不，我当然不生气了。"佛陀回答，"我为什么要生气呢？您已不再是扔石头的那个人，而我也不再是险些被您砸到的人了。对于已看透的人来说，一切都是转瞬即逝的。对于懂得爱的人来说，一切都是可以原谅的。"

因别人对我们做了某件不好的事而怀恨他们多年，是没有意义的。无论是他们还是我们，都已不再是原来的那人了。到底是谁伤害了谁？世事都是无常的。

第三章

正念与头脑有什么关系？

一、头脑总在运转中

人脑消耗了我们人体所有器官20%至25%的氧气和血液供给。大脑有很多复杂的功能（例如，阅读书籍、解决数学问题等），所以需要很高的氧气和血液供应量。几年前，随着神经成像技术的进步，科学家们惊奇地发现，当我们"无所事事"时，或者当我们的头脑中没有特定的思考目标时，大脑的消耗却几乎不会减少。我们不禁产生疑问，为什么解决一道复杂的数学难题与漫不经心地仰望天空所消耗的氧气量会是一样的呢？

这是因为，头脑总是处于运转的状态。在大多数时间，当没有要执行的特定任务时，头脑就会陷入无休止的喃喃自语，比如总是站在自己的角度或基于自己的期望对周围的事物评头论足。这就是心理学上所谓的"内心对话"。

想要验证这种现象，只需闭上双眼，不超过几秒钟，头脑就会开始发散思维。一开始会对自己的所作所为进行评价（例如："真是荒谬，我为何闭上了双眼了呢"），但是几秒钟之后，就会开始习惯性地对自己所担心的事情进行自我对话了（例如：周末我要去哪里？我受不了老板了。为什么我的妻子会无端生我的气？我一定要想办法让我儿子胡安更努力地学习。）

这种内心对话会激活大脑，特别是前额叶皮层，这就是耗氧的原因。这个即使大脑没有特定任务也始终处于运转状态的区域，被称为默认模式网络（Default Mode Network）。对这一现象的确定是近年来神经科学领域最重大的发现之一。

另一方面，使科学家们感到惊讶的是，那些有多年冥想练习经验的人，他们大脑的运转方式却很不一样。当这些人的头脑中没有特定任务，并且什么也不做时，不会自动触发内心对话。他们的头脑会自然地将注意力集中在身体感觉和感官感觉上，而不是专注于自言自语。换句话说，他们的默认模式网络（DMN）是不一样的。他们没有激活前额叶，不会对自己千思万虑，而是触发了顶-颞叶，感觉到呼吸、身体和声音。他们的头脑并不会一直在运转。在不需要用脑的时候，他们的大脑可以休息。正念练习总是专注于身体，正是为了尝试改变默认模式网络（DMN），将前额叶激活变为顶-颞叶激活。换句话说，就是将头脑从执行模式更改为存在模式。

二、思想是第六感

在东方传统中，思想被视为第六感。这不是因为它具有超自然的力量，而是因为它与其他感觉相同。有了视觉，只要眼睛睁着，我们就没法看不"见"（此动词表示不自主地使用视觉）眼前发生的事情。我们可以"看"（此动词表示自愿地使用视觉）让我们感兴趣的具体事物，但即便我们不想"见"，眼睛还是无法停止看"见"物体，也就是说它不能停止运作。听觉也是一样的：我们无法停止听"见"（表示不自主地使用听觉的动词）我们周围发生的事情。我们可以"听"（此动词表示自愿地使用听觉），但即便我们不"听"，我们的耳朵也没法主动听不"见"。头脑亦是如此。我们可以主动思考，例如我们在计划假期或者准备一个讲座时。但在我们不主动去思考时，大脑也不会停止非自愿地产生思想，因为它无法停止思考。在所有的西方语言中，我们都有两个动词来分别表达自愿或非自愿地使用各感官，如视觉或听觉[①]。但奇怪的是，对于头脑却没有这种可区分使用的动词，尽管某些东方语言中会有这类区分用语。因此，我们应该说"我想"（表示自愿性地使用头脑）与"我的头脑让我想到"或"心想"（表示非自愿性地使用）。

但是，头脑与其他感官之间是有区别的，这就是所谓的"占有现象"。如果我们看到一个瓶子，它出现在我们的视野中，我们不会只是因为看到了它就认为这个瓶子是我们的，也不会认为我们就是这个瓶子。当我们听到一首歌曲时，是因为它出现在我们的听力范围，但我们不会认为这首歌是我们创作的，或者我们就是这首歌曲。这是如此显而易见，以至于解释起来甚至很可笑，但放在思想上来说，它却是另一回事。如果在我的头脑中（意识领域），出现了一种我不想它出现或者我不想它产生的想法，而且该想法是在未经我许可，并在违背我意愿的情况下产生的（例如，"我是一个失败的人"），我会立即认为该想法是我的，并且代入它。我会深信我是一个失败

---

① 译者注：在西方语系中，"看/听"与"看见/听见"是两个不同的动词，前一组通常表示主动的、有意识的行为，偏向于动作本身（例如，英语单词look和listen），而后一组通常是隐含结果性的，不是有意识的动作（例如，英语单词see和hear）。

的人,并且创造一些条件来发展这个念头,最终造成例如抑郁等状态。这个过程在心理学上称为"思想融合"。

理所当然地,这种思想融合主要发生在具有强烈情感内容的思想中。如果我们想"一个瓶子"或者"出太阳了"这类中性想法,我们不会与这种思想产生融合。但是,如果这个念头是"认为自己很失败",或者"觉得别人认为我很棒",那么这些充满情绪化的想法就会将我们捕获。

我们可以看到,正念目的就是在于创造元认知,发展观察者的形象,让自己有能力避免代入那些不由自主地、自动地出现在我们头脑中的思想和情绪。也就是说,正念所要做的是通过元认知来消除思想的"占有现象",将思想转化为一种与其他感官功能完全相同的感觉。

三、有意识和无意识思考之间的区别

虽然未经冥想训练的人，其头脑总是在思考，但我们可以意识到有两种思考类型：有意识的自主思考（占比小）与无意识的不自主思考（占绝大多数）。

我们可以从这两种头脑运作模式的特征来感受它们之间的差异（德宝法师[①]，2012年）：

（一）有意识的自主思考

例如，准备几天之后要发表的讲话，或计划与妻子就特定问题进行谈话，其特点是：

1. 个人与思想之间通常有一定的距离，我们不会在情感上被困。

---

① 译者注：德宝法师（Bhante Henepola Gunaratana，简称Bhante G），又译希尼波拉·贾那拉达那、希尼波拉·古纳拉特南、海那波拉·瓜那瑞塔或观勒拉坦拿。

2. 感觉比较轻松，不一定会产生念头之间的持续连锁反应。

3. 我们可以根据自己的意愿停止思考。

（二）无意识的非自主思考

例如，翻来覆去地想与那个每天都要跟我吵架的老板的关系，或者不断地想自己入不敷出的财务状况。其特点是：

1. 并不是我们主动让这些想法产生的，不会感觉我们与思想分离，会产生情感上的代入，而且它们通常与负面情绪相关。

2. 它们很沉重，并且通常是连锁性、无休止的反复思考。

3. 当我们有这些想法时，会失去时间感，因为我们被它们牵引且无法自拔。

当然，这种是学术性的区分。正常人的情况是，他在开始时是会有意识地思考某个问题（例如，我该对一个和我有矛盾的朋友说些什么），而在几秒钟之后，他就会禁不住思考自己一生中是否得到了足够的爱，自己是否做错了什么才会得不到爱，以及自己的自尊心是如何因此被削弱的。换句话说，我们开始会为了寻找解决办法而有意识地去思考一个问题，但几秒钟之后却变成了胡思乱想，担忧起与这个问题相关的其他方面，最终浪费了自己的几分钟并且无功而返。冥想使我们看到这个过程是如何一再发生的。

四、驯服猴心

东方传统把我们的大脑比作一只疯猴或疯象，总是心不在焉地活动，其行为幼稚而不可预测。一般人未经训练的头脑正是如此。那么我们应如何驯服它呢？

在亚洲，驯服过程是这样的：人们将猴子绑在一根牢牢钉入地板的木桩上。起初，猴子会尖叫、挣扎、反抗，想挣脱木桩。但久而久之，它就会明白，逃是逃不掉的。渐渐地，它就会减少反抗，并待在木桩附近。再过一段时间，就算给它松绑，它也不会再尝试逃跑了。

冥想的过程也是同理。其目的是使用绑定在插于地面上的木桩（也就是冥想中的身体锚定）上的注意力"绳"来训练头脑（即疯猴）。在开始的时候，猴子会反抗（头脑产生很多的想法和不适），但随着练习时间的增加，头脑会平静下来，最后即便把绳索解开（无须使用呼吸锚点），头脑也不会逃脱

（甚至在没有任何锚点时也能保持专注状态）。综上所述，我们可以说这是一种使用锚点来进行的注意力训练。而正念训练所用到的技巧里，锚点基本上是呼吸、感觉和自身动作这几个。本书接下来的几章会有所介绍。

五、正念的基础

在选好一个冥想姿势并进行几次呼吸以使头脑平静，意识增强并放松身体后，冥想过程还必须遵循一些基本指引。它包括命令头脑专注于特定的锚点（例如，呼吸）。而当我们觉察到失去了呼吸锚点时，应温和地将思绪带回到呼吸上。也就是说，要不断地重新定向注意力。制定完命令后，依据下文中所述的各个步骤进行正念练习。

对呼吸进行全神贯注的各个阶段

一旦闭上双眼试图进行冥想时，我们就会发现头脑无法停止产生思想。就像身处急流当中时，唯一不被卷走的方法就是抓住一些稳定的东西。但头脑中有什么是稳定的呢？不会是思想和情绪，因为它们总在变化，并且通常不在当下。唯一稳定的、固定在当下的是身体的感觉或感官感觉，因为身体总是在当下。这就是锚点。

1. 锚点或接触点

头脑先确认冥想的对象，例如呼吸。要做到这一点，建议深呼吸2~3次，以找到最能感觉到呼吸的位置，并停留在那一点上。常用的呼吸锚点是鼻腔、胸部或腹部。不要调整呼吸，仅仅观察它。而且不建议沿着呼吸道感受呼吸，而应该锚定在一个固定点上。一旦呼吸到了那里，就用身体去感受它。不需要思考，只是感受。最初我们会想象鼻子或其他锚点的样子。虽然这样做也没关系，但并不是必要的，因为锚点是呼吸的身体感觉，而不是心理图像。随着练习时间增加，我们将可以去除心理图像。

2. 走神

在我们把自己锚定在冥想的对象后不久，思想和情绪等心理对象就会出现，它们将吸引我们的注意，并使我们离开锚点。

3. 觉察

从我们被思想和情绪吸引注意力而失去锚点的那一刻起，到我们意识到这个状态时，可能已经过去几秒钟甚至几分钟了。我们可以给困住自己的思想（如：担心工作）或情绪

（如：对老板的愤怒）起个名字。贴标签是建立距离的一种方式，让我们更容易回到锚点；特别是给情绪贴标签，可以让自己与情绪拉开更大的距离。但也有许多冥想流派都不贴标签，所以每个人应该使用对自己最有效的方法。随着练习时间增加，通常会把贴标签的做法也放下，因为这仍然属于一种内心对话。

当拥有足够经验后，有的流派会"倒推"思维过程，从意识到失去锚点的那一刻开始，倒退回刚失去锚点的那一刻。这是一种加强对此过程的意识的方法，但只有在走神时间很短的情况下才会有效。因此，冥想初学者是不可能做到的。

4. 温和地回到锚点

让主体回到锚点（在本示例中为呼吸的定点）。关键是不要对自己生气（如：我真没用，怕是永远也学不会冥想了，我做得真糟糕……），也不要对环境生气（例如：这个房间很吵，我儿子在吵闹让人分心……）。我们必须接受，固定在锚点片刻后，由于思绪或烦恼而失去注意力并离开锚点的这个过程，是普遍的并且是人类头脑特有的现象。我们的头脑没有经过训练，所以这不足为奇。由此出发，一次又一次地重新开始，这便是注意力训练了。

这一点是关键。当一个想法或情绪出现时,有三种可能:

这个想法太强大了,以至于会夺走我们的注意力,令我们失去锚点。这是刚开始练习时普遍会发生的情况。

呼吸锚点的定力很强,以至于在注意力不失去锚点的情况下思想便溜走了。这需要时间的练习。

注意力一部分在锚点上,一部分在思想中。这需要一些时间的练习。而这是良好冥想的指标,因为注意力没有完全失去锚点。

在冥想过程中,这个基本的四步循环都会重复数千次,每做一次,头脑都会学习从心理现象中抽离出来,让观察者或见证者意识出现。因此,出现许多杂念并不意味着冥想得"不好",尽管很多人都可能会这样认为。这种带有杂念的冥想,和几乎没有任何念头或心理现象并且幸福感强烈的冥想,都是同样有用的。每一个念头都有可能帮助我们发展元认知,并加强观察者身份。因此,这两种冥想都是好的,我们不应该执着于其中任何一种。

六、好冥想的指标

正如之前所述，冥想时想法的数量并不是我们做错了或者冥想得不好的指标。如果我们要寻找好冥想的指标，主要有以下这两个，但我们不能总是太过执着于这类评估：

（一）意识到走神所需的时间

之前我们说过，头脑失去注意的对象是正常现象。正念的正式练习能够让我们迅速意识到这个事实，并再次回到注意点上。每当我们失去注意的目标，并在锚点外游荡几秒钟或几分钟时，传统的说法就是失去关注对象。在一节冥想中，如果失去关注对象三次以上，持续走神好几秒钟或几分钟，并且需要很长时间才能返回，那么建议暂停练习，过一段时间再重新开始，并且缩短冥想时间，将冥想时间控制在5~10分钟以内。

（二）态度

即使我们能够快速回到关注对象，但仍然会对自己或对环境感到愤怒。如果我们不接受走神是自然现象这个事实的话，那么我们就不是在培养正确的冥想态度。即使完成冥想，无论是对自己还是对他人，这种缺乏善意的态度都会持续存在。

七、通过正念练习处理矛盾思想

当一些杂念、情绪或烦恼出现时，即便对于长期的冥想练习者，走神也是很常见的。在这种情况下，只需意识到自己的心念散乱，然后淡然地让杂念过去，不生气也不评判或排斥它们，慢慢地将注意力转回到呼吸上（或在练习中使用的任何其他锚点上）。

很多人认为，一旦分心，我们就失去了正念状态，这其实是一种错误的观念。事实上，冥想最重要的时刻，是在我们意识到注意力已经离开了关注对象时将其带回来，这就是一个很好的"专注（mindful）"时刻。不断重复这个过程，才能发展出观察者身份，使我们从思想和情绪中脱离出来，并产生与正念相关的变化。

但是在很多时候，让杂念简单地过去可能是一件困难或恼人的任务，尤其出现的是那些我们认同度很高、并且非常强烈的思想和情感。在这些情况下,有一些技巧可以帮助我们更有效地管理它们。在下文中我们做出了相关总结。

(一)正念中处理负面或不当想法的一些技巧

经典的佛教技巧。佛陀在《想念止息经》(《中部》卷一,119页)中描述了以下技巧:

1. 替换

当一个想法困扰我们时,我们可以尝试用另一个更愉快或更接近我们价值观或兴趣的想法来替换它。

2. 分析

即分析在我们脑海中保持该想法的后果,并以此为基础采取行动。了解结果有助于我们摆脱它。

3. 忽略/忘记

不注意该想法,不重视它也不去思考它,试图忘记它。

4. 平静

分析这个想法的思维过程,并自问:"我是怎么产生这个念头的?"尝试将它与先前的想法联系起来,看看它出现的轨迹,以此类推。这样做的话,思维过程就会慢下来,让我们得以试图理解问题想法产生的思维过程(以循序的方式摆脱它），然后停留在先前一些矛盾较少的念头中。同时，姿势应该从比较活跃的状态转变为较平静的状态：如果正在走路，可以停下；如果正站着，可以坐下；如果正坐着，则可以躺下。所有这些都是为了让自己平静下来。

5. 击溃

佛陀建议使用物理力量，比如咬紧牙关或用舌头顶住上腭。他认为这样一来，就可以利用一种思维打击另一种思维：我们主动使用的思维（观察者）将会与自动驾驶状态的思维相抗争，围剿并击溃它。

（二）其他现代心理学技巧

1. 贴标签

为出现的思想和情感命名，特别是如果我们被某些思想困住的时候，贴标签是一种保持距离并客观地观察它们的一种方式，并使我们能更容易回到锚点。名字应该尽量简单，并客观地描述它们的现象类型（但不判断或划分其是否令人愉悦）。例如："想法""担忧""计划""悲伤"等。

2. 提醒自己这不是现实

当我们被思想和情感所困时，可以对自己说类似这样的话："这只是心理现象，不是现实。" 这样，它们的威力便会愈发减弱，因为将思想与现实相混淆是我们的主要问题。例如，"刺穿气球"这类隐喻（我们接下来会说到），可以将摧毁这些思想的过程形象化，是很有效的办法。

3. 使用"您好、谢谢与再见"技巧

当思想或情绪出现并困住我们时，可以在心中默念"您好""谢谢"和"再见"等词语。目的是让我们意识到并接受这些心理现象的出现（"您好"），以一种温和而友好的方式处理它们，感谢它们的教导（"谢谢"），但此时应让它们离开（"再见"），然后回到我们的锚点以继续练习。该技巧在本章末尾有介绍。

八、在头脑中要观察什么？

一般认为，在头脑中只有以下对象可以观察：

（一）感觉（又分为两种类型）

1. 躯体。在身体扫描练习中，这个对象被广泛地探索，包括：

a. 触感。比如与衣服、空气、椅子等物体的接触。

b. 体内感觉。身体内脏的感觉，如膀胱的压力、胃的饱胀、心跳、肠道蠕动等。

c. 体外感觉。温度、压力、瘙痒、刺痛或疼痛。缺乏感觉本身也包含在内，因为在练习初始阶段，身体的许多部位都是没有感觉的。

2. 其他四种感官。这包括视觉印象，因为即使我们闭上眼睛，图像、灯光或颜色仍然会出现。还有声音，在冥想时非常易于识别，在默祷传统中也是一个重要的锚点，因为它具有明显的无常性。最后，是味道和气味，尽管其重要性通常不及其他观察对象，但比如香熏等气味常常有助于营造冥想环境。

（二）思想

这是最丰富的心理现象，包括以下两种类型：

1. **语言型**。表现为句子结构，例如："明天我请朋友们吃晚饭。"有时也会以一首重复歌曲的形式出现，甚至没有歌词只有音乐也属于这一类。

2. **影像型**。表现为具体影像，在西化程度较低的文化中和从事艺术活动的人中比较常见。拿之前语言型的例子来相比，影像型思想会是在头脑中看到我们如何与朋友一起用餐，而无须用言语表达。它还包括任何类型的图像或形状。让这类想法消失所需要的时间是最长的。

（三）情感

在正念练习中，情感出现的频率并不高，因为它通常会伴随与人际关系有关的想法出现，但却被视为最棘手的心理现象。这就是为什么在传统冥想中，处理这些现象的顺序通常首先是最容易着手的感觉，其次是思想，最后是情绪。

（四）冲动

它们通常是最难识别的心理现象。在进行任何行动之前，头脑中会先出现欲望，即去实施它的冲动。在冥想中，会很容易产生想抓痒或活动身体的念头。尽管我们经常会不自觉地做出这些动作，但其实在付诸实践之前，会先产生动的念头。冲动和行动之间的这个间隔，就是把自动行为变成自发行为的关键。为什么在禅宗等传统中，要求在冥想时绝对不动？因为这样可以更好地观察冲动。其目的不是仅仅不动，而是有意识地关注动的欲望，并确认它是否适合我们。冲动是意志、欲望的体现，也就是自我的最大化表达。

（五）间隔

当有一定的冥想经验以后，还可以观察到思想之间的间隔，即头脑无活动状态的空档。这种情况在初学阶段不会出现，因为思想作为最频繁的心理现象，是连续出现的，一个接着一个，之间不留空隙。但随着练习时间的增加，头脑中会出现这些没有活动的空档期，此时安宁感与幸福感就会变得强烈。

九、是谁在观察头脑？ 观察者

在上一段，我们已经描述过头脑里到底有什么。但，是谁在观察这些心理现象呢？能产生意识的是观察者。正念可以定义为培养观察者的过程，也就是发展元认知的过程。这是一种思维分割的技巧，用观察者（也是思维的一部分）来觉察心理现象，而不代入它们。在初级阶段，观察者非常弱小，而心理现象却很强大，因此观察者很容易代入它们。但随着时间的推移，观察者会变得越来越强大，而心理现象便会逐渐弱化。

（一）随着观察者身份的增强，头脑中将出现三种现象：

1. 想法越来越少

由于我们不代入它们，想法就会缺乏动力并失去力量。当出现一个想法时（例如："有客人来我家吃晚饭"），不会由此产生连锁性的想法（例如：1."我得想想该给他们准备什么

菜色";2."做鱼吧";3."但是其中一位是素食主义者";
4."那我为所有人都做素食吧"等等)。

2. 想法之间的空档越来越多

当想法越来越少时,就更容易发现想法与想法之间存在空隙,这在练习冥想之前是不可能意识到的。默祷传统会要求不懈地寻找思想之间的空档,因为这才是头脑的本来面目。

3. 我们越来越不相信自己的想法

我们意识到这只是心理现象,不是真实的,不是我们自愿让它们产生的。如果我们不注意它们,它们将在几秒钟内从大脑中消失。

（二）练习：您好、谢谢与再见

之前已经介绍过,当带有强烈感情色彩的思想和情绪出现时,我们可以独自进行这种练习,但小组练习也是非常有用的。

我们可以分成3人或4人的小组。其中一人保持坐姿,闭上眼睛,聆听其他组员对他说的词语或句子。他需要遵循的命令是,感觉这些话语都是自己的想法,而不是来自外界的。处理这些想法时,应在心里默念:"您好""谢谢"和"再见",

正如我们先前所解释的那样。

其他两个、三个或四个组员应在他身边绕圈走动，轮流以第一人称在他耳边说出一个句子或词语，就像它们是由这个坐着的人想出来的一样。这些内容必须是人们惯常对自己说的内容，并且内容要有变化，交替使用积极的话语（例如："我是最好的""我无论做什么都做得很好"）、消极的话语（例如："我没用""没人爱我"）和中性的话语（例如："明天我要去购物""下雨了"）。而走动的人则需要观察在说积极话语、消极话语和中性话语时对自己大脑产生的影响。坐着的人每隔五分钟轮流替换一次，直到大家都做完练习为止。

练习结束后，就自己的感受进行小组讨论。反思的重点是：

1. 什么想法对我们影响最大，是外来的想法（别人的）还是自身的想法（自己对自己说的）？一般来说，自身想法对我们的影响更大，尽管这也取决于跟我们说话的人是谁。如果这个人对我们来说很重要，那他的意见对我们的影响会更大。

2. 练习目的是让我们把自身想法当成外来想法来感受。事实上这些想法并不是我们（也就是观察者）想出来的，而是头脑自动生成的。正念就是这样一种技巧，能让我们意识到这一点，并防止我们代入这些头脑自己创造出来的现象。

（三）故事与启示：刀刃上的蜂蜜

佛陀将人类对感官享乐的渴望比喻为舔舐锋利刀刃上的蜂蜜。即使我们没有意识到，但痛苦总是不可避免地与愉悦有着千丝万缕的联系，就像在舔舐刀刃上的蜂蜜时不可能不被刀子割伤一样。我们享乐的愿望越强烈，带来的痛苦也会越强烈，因为它们是一个硬币的两面：依恋与排斥。

第四章

正念的正式练习——核心练习

甜言蜜语，但言而不行，
就像花朵虽美，却艳而不香。

——佛陀

正念是建立在一系列正式核心练习基础上的。正式的核心练习是非正式练习的支柱和实验课堂，而非正式练习又能使我们的头脑全天保持正念状态。所有技巧在本质上都是相同的，也就是我们在上一章介绍过的四步模型。利用锚点训练注意力；锚点会根据每次练习（呼吸、声音、感官和身体运动）而变化，但始终处于身体内。

不同类型的锚点就像游戏一样，使我们能够接触到不同类型的体验，并让我们能始终以接纳、开放和好奇的态度练习各种技巧。之前介绍的过葡萄干练习，可以实在地感知正念状态与我们惯常的自动驾驶状态之间的区别。除此之外，还有呼吸正念、身体扫描、三分钟练习等几个正念的核心练习。

我们接下来将介绍这些练习。在下一章中，我们还将讨论正念的辅助练习。最后，我们还会在第六章专门提出一些关于正念非正式练习的建议。

一、呼吸或坐姿的正念练习

专注呼吸练习是最为人所熟悉和最常用的正念技巧之一。具体做法是将自己的呼吸作为锚点，并且基于"呼吸，并知道自己正在呼吸"的体验和感觉，时刻关注着自己的呼吸。对一般人和病患而言，这都是一个安全且容易的练习。呼吸中可能存在的三个锚点分别为：

1. 鼻腔

注意力集中在两个鼻孔上。锚点是空气通过鼻孔的身体感觉。

2. 胸部

通常位于胸骨的中心。锚点是呼吸过程中胸部的前后运动。

3. 腹部

通常它位于肚脐下方大约两指处。锚点是腹部的前后运动。

这些都是常用的锚点。对情绪的感应，腹部比胸部更敏感，而胸部的感应又强于鼻孔。因此，当冥想者在情绪波动大，并且认为冥想无法使情绪平静的时候，可以选择以鼻孔为锚点，这样一来，他对情绪的感受会比较少。或者，如果他认为正念可以调节情绪，则可以使用腹部作为锚点，更强烈地感受情绪。通常，每个人都有一个首选且常用的锚点，但还是建议不时地变换使用各个锚点。

在默祷传统中还有其他可选的并有相关记载的锚点，例如上唇。但最佳的锚点终究是最能感知到呼吸的那点，因为该锚点不容易丢失。

正念是一种注意力的练习，而非呼吸练习，因此不需要控制或改变呼吸（否则思维就会变成执行模式），而只需观察它（存在模式）即可。注意力无须跟随空气通过呼吸道，而是要集中在一个点上：鼻腔、胸部或腹部。最后，锚点是一种感觉，而不是身体那部分的影像，是鼻腔与空气接触的感觉，或是胸部、腹部起伏的感觉。因此，如果我们可以想象这个感觉（通常在初级阶段作为常用的锚点），注意力就不会放在锚点的影像上，而是在身体感觉上。渐渐地，我们将不会再假想这个影像。

下面我们将介绍以坐姿进行的两种正念练习。首先是呼吸正念。这是两者中较简单的一个，初学者通常都是由此开始。在经过几天的练习并巩固以后，再扩展为呼吸与身体正念。

（一）坐姿正念 I：关注呼吸

第一步。采用舒适的坐姿，并使身体缓慢而稳定地保持在该姿势。可以深呼吸一到两次，目的是把注意力引到身体上，然后一点一点地，开始关注此时身体的感觉（例如：身体与地面、与垫子或与椅子的触感，皮肤的温度，各种感官反应），直至整个身体的感觉。

第二步。慢慢地，开始下意识关注您的呼吸。可以在吸气和呼气时感受胸部或腹部的运动，或在呼吸过程中留意空气通过鼻孔进出的感觉。重要的是气息要自然，不要试图改变它，仅仅是观察并意识到它，接受它是发生在当下的事实。

第三步。偶尔，思想会漂移。注意力一再地偏离呼吸和身体感觉是很正常的，这并没有问题。当您意识到注意力被头脑的某些感觉、思想、情感或冲动分散时，只需意识到自己走神了，并带着善意等待干扰离去，无需对自己生气或做出评判，然后将注意力转回到呼吸和整个身体上。

第四步。你可能会在身体的某个部位体验到强烈的感觉，例如疼痛，并发现这些感觉会反复将您的注意力从锚点（呼吸或身体）转移开。此时可以决定改变姿势或保持不变，并将注意力集中在这些更强烈的感觉上。如果选择了第二种方法，则可以更仔细地探索这些感觉：感觉如何？在哪个部位？感觉有随时间改变强度或位置吗？别去思考这些问题，而是感受它。你可以像人体扫描仪一样，通过呼吸来将注意力转移到这里，让这个部位"呼吸"。

第五步。每当注意力被强烈的身体感觉所吸引，或者注意力被分散时，都可以通过将意识引导到呼吸运动或整个身体的感觉上，来与当下重新连接。然后，便能觉知到身体的所有感觉。

第六步。在本节练习结束之前，将注意力转移到腹部呼吸的感觉上。你可以感受每时每刻自己与每次呼与吸之间的联系，领悟呼吸锚点和平衡感。慢慢地，当觉得准备好了，便可以结束练习。

（二）坐姿正念 II：关注身体

（在第五步与第六步之间）

如前所述，经过10~15分钟的呼吸正念练习后，让你的意识扩展到整个身体的所有感觉。逐渐地变换注意力的焦点，离开呼吸，将意识转移到身体的整体感觉以及这些感觉是如何不断变化的。你会感到身体的各部位都有呼吸，就像整个身体都在呼吸一样。

除此之外，你还可以感受身体与地面、椅子、衣服或任何其他物体接触的部位的感觉。如果走神了，这也是经常会发生的，则为自己能意识到它而感到高兴，观察思维的去向，然后善意地将它带回身体的整体感觉。

如果有不舒服或疼痛的感觉，请按照前面所述的第四步和第五步的内容进行练习。

在觉得可以了以后，可按照第六步所述方式结束这一节练习。

（三）坐姿正念Ⅲ：关注声音、思想和情感

（在第五步和第六步之间）

1. 声音

关注声音，感觉它们的来源、它们的特性、它们出现和消失方式、它们在您身边的哪个方位（上方或下方、侧面、前方或后方）。

无须追逐声音，不去寻找它们也会出现。不要去想它们

或为它们贴上标签，仅将其当作听觉来体验即可（即注意其音调、音色、音量或持续时间）。即便听到了熟悉语言中的词语，也不要去想它的含义，而把它们当作另一种陌生的语言来听。关注声音是强是弱，以及响与静的间隔。

如果注意力分散了，请温和地确认它的去向，然后将其带回到声音上。每次都这样做。

关注声音是一项非常有效的意识拓展练习。它可以作为正念呼吸的后续练习，或作为正念思想与情感练习的前奏，或者将它作为独立的练习来进行。

2. 思想与情感

正如你已经关注过的声音（自动出现，不受自我控制的现象）一样，冥想中出现的想法（不同于自愿思考）也是无法控制的，它们只是简单地出现了。你无须做任何事情，只需观察它们如何出现，如何在脑海里停留，以及如何在几秒钟内消失的；甚至可以感知它们出现自大脑的哪一侧：上方、下方、左侧或右侧。不要阻止它们的出现、加快它的进程或让它们消失，只是让它们顺其自然地发展，就像此前对待声音一样。

有的人会根据我们之前描述的相同步骤，将心理空间想象为电影屏幕，把自己的思想投射在上面观察，这对他们来说很有用。还有一个比喻是将头脑想象成无限的蓝天，而思想则是上面飘过的朵朵云彩。

要识别情绪，就要观察思想所承载的情绪负担，同时观察它的意义（愉悦、不快或中立）和强度（轻度、中度或强烈）。

如果你的思维分散了且为思想所困扰，请观察受其影响的身体部位。身体某处可能会绷紧。专注于身体的这个部分，在这个部位"呼吸"以使其放松。这是我们利用正念来控制情绪的方法。

3. 无目标的关注

最后，你可能想要放弃之前所选定的关注对象（呼吸、声音、思想），并扩大意识范围以让其囊括身心的一切。试着在没有锚点，没有喜好，没有欲望的情况下停留在意识中，只是安然地观察所发生的事情。在你愿意的时候，可以按照第六步结束练习。

（四）呼吸正念的其他种类

在正念和其他冥想传统中，呼吸正念是最为人所熟悉和最常用的冥想练习。除了我们介绍的练习方法以外，还有很多其他种类。以下这些都是练习者可以使用的：

1. 呼吸计数

这是最简单的练习方法，因为注意力锚点非常明显。走神的时候会很容易被发现，因为会忘了计数。推荐正念的初学者在情绪非常不稳定时采用这种练习方式。默数呼吸的计数方法如下：1，2，3，为每次呼吸编号。通常在呼气结束时计数，建议数到10，然后回到1开始重新数。不建议无限计数以避免陷入自动驾驶状态。如果我们忘记数到哪儿，或计数超过10的时候，则意味着我们走神了。在这两种情况下，我们都应该重新数。

2. 关注呼吸状态，着重关注呼吸时的身体状况

（1）呼气的深浅与快慢。

（2）呼气时的气流比吸气时的更热、更潮湿。

（3）吸气时通过两个鼻孔的气流，通常会随每次呼吸有所变化，某个鼻孔会比另一个鼻孔吸进更多的气。

3. 关注呼吸的四个部分

一般来说，我们认为呼吸仅由吸气和呼气两个动作组成，但是正念和其他默祷传统均认为，呼吸由四个阶段组成：吸气与呼气，以及吸与呼之间的间隔，和呼与吸之间的间隔（通常这个间隔要比前一个长）。最初，我们只能感知吸气和呼气，但随着内心躁动的减少，这两个间隔将变得越加明显。随着练习，不仅可以验证到思想与呼吸是紧密相关的，并且在吸—呼与呼—吸之间的间隔时间内，头脑会停止思考。高级练习者在冥想时，这些无息间隔和无念期一样，都会比较长（维格尔戈斯及其团队，2016年[①]）。

① Wielgosz J，Schuyler BS，Lutz A，Davidson RJ. Long-term mindfulness training is associated with reliable differences in resting respiratory rate. Scientific Reports 2016；6：27533.

二、通过坐姿正念练习培养的技能

这种练习是综合性的，因为它由几个部分组成。在练习的每个部分中学习的要点如下：

（一）姿势正念

1. 通过身体感觉锚定在当下。坐下来可以摆脱之前的任何精神活动，而专注于身体感觉。

2. 体验从"执行"模式到"存在"模式的转变。在练习开始时将注意力集中在姿势上，并确立练习的意图，可以有意培养从日常生活中习惯的"执行模式"到典型的冥想"存在模式"的过渡。学会正确地进行这种过渡，让我们能够在日常生活中随时进行练习。

3. 感觉身体与情感体验之间的联系。掌握冥想姿势会使人同时习得该姿势的特性：平稳、宁静、开放、自信等。学会任何其他姿势也会发生同样的情况，反之亦然，每种情感都与身体相关。

（二）呼吸正念

1. **锚定在当下**。执行模式始终以过去（未完成任务的形式）和将来（概念性思维）的形式出现。而呼吸则使我们处于当下，感觉头脑被占满，让内心对话没有存留的余地。

2. **头脑沉稳与平静**。呼吸这种中性的体验有助于将头脑稳定在锚点上，使其保持沉稳，促使其进行更进一步的体验。

3. **熟练地应对走神**。这使我们可以重新集中注意力，改变思维模式，摆脱心理习惯等。

4. **催生好奇心**。着眼于例如呼吸这种重复性动作，能够对每次呼吸所发生的细微变化（呼吸更深或更浅、在哪个鼻孔吸气更多、呼气和吸气时的温度和湿度不同等等）产生好奇心。

5. **练习同情心**。正念不评判，应以友善的态度对待自己的头脑。这会让我们对自己更有同情心，减少自我批评。

（三）身体感觉正念

1. **观察身体愉悦、不快和中性的感觉**。身体能表达情绪，我们可以通过注意每种情绪在我们体内（激活了哪些肌肉）所表现的"特征"来及早发现它们。身体感觉就是当下经验的表达场所。

2. 关注厌恶感。 发现厌恶感非常重要，因为它与经验性回避有关。我们会感应到某种令我们反感的刺激，并想通过某种行为或手势来消除或摆脱它。我们应尽力避免采取任何行为的冲动。

3. 学会接纳。 注意到上面提到的厌恶感而并不做出反应，视角会有所改变，让我们能以更大的自由度来应对接下来会发生的事情。我们可能会想："有这种感觉也不错。"

4. 学会扩大和缩小意识的焦点。 意识在某时间内只能集中在一个地方，但是焦点可以更大或更小。关注点从呼吸转移到身体焦点会扩大；焦点在身体内部时，将注意力放在某个部位是缩小焦点。

5. 连接身心，提高身体意识。 就像身体扫描和移动正念一样，这种练习能促进身心之间的联系，而在西方身心通常是分离的。

（四）声音正念

1. 观察体验的自然状态。 因为无法消除或操纵声音（但我们可以处理其他心理现象，例如身体感觉、思想或情感），观察声音能使我们拥有最自然的体验。

2. 接受体验不带标签的本来面目。我们会不由自主地标记声音，然后根据标记而不是纯粹的物理振动做出反应。思想和情感的加入，会令对同一个现象的体验复杂化。

3. 以观察者视角，培养充分体验。这种面对经验的方式是正念的根本，声音可以为我们打开以这种方式看世界的大门。

（五）思想和情感正念

1. 思维分离。这样可以从"感兴趣的观察者"或"富有同情心的见证者"的角度来观察思想。既是参与者又是观察者，获得更多的行动空间，而不受它们的限制。

2. 与思想相关联。就像我们与其他体验关联那样，可以和声音进行比较。我们需要观察思想产生的空间、与其相关的标签，以及我们是如何只专注在其感官特性上的。正如我们认为那些声音不是自己的一样，我们也应该以同样方式看待思想。

3. 将情感和思想与身体感觉联系起来。当出现负面情绪时，将自己锚定在身体感觉上，能打破负面情绪带来更多想法和情感的无休止恶性循环。这是一种不被不良情绪淹没，但也无须压抑情绪的方法。

4. 学习了解经常出现的心理模式及其发展方式。正念使我们能够认识到自己频繁出现且顽固的思想和情感模式，并能在早期发现它们并阻止其发生。

（六）正念是全方位的体验（无目标注意或开放式观测）

1. 原样接受。完全接受每时每刻的体验。

2. 识别重复的思维模式。这能使我们看到思想、情感、冲动等全部体验，而不是孤立的各部分。我们无须关注思想和情感的内容（避免胡思乱想），而是关注其过程。

3. 更深入地了解人类体验的本质。这能使我们认识体验的本身，以及体验发生的空间，从而赋予我们更大的自由度来改变所发生的事情。

4. 培养宽广的心理空间。意识和接纳心态的结合，令我们能以开放的态度对待所有发生的事情。

三、身体扫描及其子类型

在"身体扫描"（body scan）的练习中，将注意力保持在当下的锚点是我们身体各部分的感觉，在整个过程中，需要对它们进行详细及渐进式的分析，并以开放和接纳的态度对待自己身上发生的一切。也就是使用头脑专注地"扫描"整个身体。可以从头到脚进行扫描，也可以反过来进行。从头到脚的扫描通常会令人更放松，有时甚至会导致入睡。

该技巧通常以卧姿进行，但也可以使用任何自己觉得舒适的姿势。对于有生理障碍或想尝试新体验的人来说，"宇航员姿势"（仰卧在地板上，膝盖弯曲，将膝盖到脚的部分平放在椅面上）是一个有趣的选择。练习过程中，体温可能会有点下降，因此可以在身边放一条毯子，在必要时盖上它。

（一）身体扫描练习

第一步。确定练习的姿势。以最舒适的方式放松身体，倚靠在与身体接触的表面上。您可以想象自己的身体完全由地面或"地球"支撑，因此无需用任何力。在躺着时，可以让手臂放在身体两侧，手掌向上。舒展腿部，并使双脚舒适地向一侧倾斜。

第二步。在开始这个练习之前，您可以进行一次简短的呼吸正念练习，并开始下意识地关注一下胸部，尤其是腹部的运动。

第三步。现在，每个人可以根据自己的喜好、舒适性或需要，决定是从头部还是从脚部开始扫描。最好先回想一下本次练习的目的。这不是为了放松身体或在练习前后寻找不同的状态，而是去意识身体不同部位被关注时的感觉。

第四步。从头部开始，可以探索整个头皮的感觉，从脖子根部到额头，缓慢而有意识地观察身体这部分的所有感觉（痒、温度、疼痛、与空气或与其他物体的触感、没有感觉），无论是愉悦的感觉，还是可能的紧张、疼痛或不适感。以同样的方式，将注意力在整个头部移动，包括额头（经常紧张的区域）、眉毛、眼睛、鼻子、嘴唇和嘴巴、耳朵、两颊和下巴。随后，沿着脖子向前和向后进行探索。然后，将注意力转移到肩膀和身体的其他部位：手和胳膊、胸部和腹部、整个背部、胯部、最后是双腿和双脚。如果从脚部开始，则开始先探索双脚的温度，最好每次只注意一只脚，包括脚趾。以同样方式，继续探索腿部和身体的其他部位，直至头顶。

第五步。注意力偏离是很常见的，头脑会走神。这是头脑的正常反应，并不是问题。我们意识到走神以后，应温柔地将注意力转回到导师正在提到的身体部位。如果我们不知道已经扫描到哪个部位的话，可以进行呼吸练习，直到导师指引我们扫描下一个作为锚点的部位。

如果发现自己要睡着了，则可以坐起来，睁开眼睛，或将一条胳膊或一条腿换成一个稍微不舒服的姿势（抬起、弯曲等）。

第六步。在练习过程中，你会注意到身体某个特定部位有些紧张、不适或疼痛。在那种情况下，除了"更近距离地"探索这种紧张、不适或疼痛的性质外，还可以想象这个部位附近的地方在我们的探索下越来越柔软，和（或）可以想象，这些特定的身体部位正在"呼吸"，不适感可能会稍微减轻。这种让身体感觉或不良情绪"呼吸"的做法,是一种常见的正念练习。

第七步。在结束练习之前,应先探索一下身体的整体感觉。然后进行几次深呼吸,缓慢地伸展整个身体,以帮助我们过渡到练习完成的状态。

(二)部分和跳跃的身体扫描

进行一次身体扫描的标准持续时间通常为45分钟左右,对初学者来说是很长的时间,所以建议从5至10分钟开始练习。播放录音时,通常建议将计时器设置为5~10分钟,时间到了就扫描到那个部位为止。另一种方式是进行部分身体扫描(不包括身体的所有部分,只是某些部分),并以跳跃的方式(非顺序性地),但尽量以平均的方式来选择扫描部位。

例如这样排序:右手、头皮、左脚、鼻子、右耳、左眼、脊柱、右腿、舌头、左臂、肠道等。身体部位数量的多少取决于扫描时间的长短。

(三)同情式身体扫描

此练习经过改良后被用于同情练习中,称为同情式身体扫描，具体如下。

采取惯常的冥想坐姿，或者像平常身体扫描一样的仰卧姿。先进行我们在本书中推荐的一些简短练习（声音聆听、感知身体触觉，或呼吸练习），来消除练习前的担忧和情绪。

将注意力转移到头部、额头（经常会挛缩以致出现横纹）、眼睛（注意不要让眼睑绷得太紧）、嘴巴（舌头贴在上颚，嘴唇放松不施力）。整体感知整个脸部和头部。如果发现疼痛或不适，请带着同情心注意这一部分，祝愿它尽快恢复，并感谢它的机能。

将注意力移动到颈部和喉咙，让它们放松，并特意停留在任何紧张或不适的部位上。继续朝着肩膀和胸部下移，并将善意和亲切的感觉注满整个身体。注意任何的不适，并请它们缓和及减轻。带着同情心来注意任何痛苦或负面情绪。不要抗拒，顺其自然。

同时注意两只手臂，从顶端到手指。如果你当下的生活正在遭遇一些问题，那请把手放在心脏上，感觉这种接触带来的安慰并减轻负面情绪。继续往下关注背部、肚脐、骨盆，将带着同情心的注意力转移到任何不舒服的部位。还可以回到呼吸上，或重复《慈经》练习中常用的话语："可有健康""可有安全""可有安宁"，或最能引起您共鸣的话语；也可以将其简化成只说名词："和平""健康""幸福"等。

同时关注双腿，从大腿根部到脚尖。如果有紧张的地方，请将同情式注意力带到那里。有时很难将注意力集中在身体某个部位上，因为它可能与某些令人不快的记忆有关。如果这样，你可以根据需要跳过这个部位。

一般来说，与自己身体产生矛盾的原因有两个：一是出于审美原因，我们不喜欢身体这个部位的样子；二是出于功能原因。这个部位疼、有疾病或无法像我们所期待的那样运作。我们与这些有矛盾部位建立联系通常会比较困难。如果可以的话，可以看着该部位，用手掌触摸它，感觉我们在向那里输送关爱，并同时感觉呼吸在向这个部位移动。

最后，即使你不太喜欢身体的某些部位，或者对自己的体重不满意，或者有某些疾病或畸形，也要向整个身体注满同情心和关爱。感觉你可以爱上当下的这个身体，尽管它并不完美。感谢你的身体为你所做的一切。逐渐活动身体的不同部位，并将意识带回冥想室。尝试全天保持这种自我同情的态度。

四、通过身体扫描练习培养的技能

以下是该练习所寻求的一些启示：

（一）把我们带到当下

身体永远在当下。将注意力放在身体上，可以使我们放弃内心对话（通常定位于过去或将来），并将我们带到当下。

（二）关注身体感觉的直接体验

虽然练习通常会产生身体放松的伴随效果，但身体扫描的目的并不是为了放松，而是了解身体的感觉，即培养身体意识。直接的体验使我们能够以不同的方式感知所有感觉，无论它们是愉悦的、不快的还是中立的。

（三）学会有意识地将注意力转移到我们指定的地方

身体扫描会让我们学会对身体的不同部位进行关注和取消

关注，从而训练对注意力的随意掌控。这种掌控力是可以培养的，让注意力可以在身体各个部位随意转移，尽管有些部位对注意力的吸引力会非常强烈，而有些部位我们则会感到抗拒。

（四）学会改变注意力的焦点

主要是学习从封闭的角度（非常集中的注意力，例如关注鼻腔），变为开放的角度（例如，关注全身）。

（五）熟练地应付走神

我们经常会批判自己的思想和情感，认为它们是错误的、不正常的或不可接受的。于是，我们会试图抑制这些想法，或者产生不适、疲惫的反应。因此观察我们的习惯性心理模式很重要。在正念中，应对走神的建议是，温柔地将注意力带回锚点。

（六）培养接纳的态度

我们意识到自己在练习中遇到的各种感觉，但不试图去改变它们。这有助于我们更接纳自己的身体，不会批评它或为它感到羞耻，而是对自己的身体感觉舒适。我们既不强求达到某种状态，比如身体放松，也不会用成功或失败的概念来评价练习。我们不抗拒自己不喜欢的事物，否则它反而会停留在脑海中经久不散。

（七）将呼吸作为引导注意力的媒介

可以利用呼吸来帮助我们将注意力集中在身体的某一特定部位。例如，在下一次呼吸时，我们将注意力转移到右腿上（并且感觉呼吸向那里转移）。

（八）反复进行发现—意识—返回的练习

这种将注意力拉回身体的反复练习可以使我们发现，不必为分心所困扰，无须对它们做出反应，或尝试分析其产生原因。在慢性疼痛的情况下，可以让注意力穿过疼痛最强烈的区域，而不会逃避它或陷入其中。

（九）培养同情式注意力

随着时间的推移，能意识到身体体验与任何其他体验一样，都是不断变化的。我们可以感觉到身体是透明的或无限的，体验到超越时间的幸福感（大多数传统中都描述了这一点），同时，产生对自己和对身体的同情感和温暖感。

五、三分钟练习或三步练习

此练习也可以称为"沙漏"练习,因为开始阶段时间长(注意力焦点更开放、更广),再专注于特定的锚点(呼吸),然后将注意力焦点再次扩大。这是最短和最简单的正式练习,因此,最适合作为我们日常练习(即非正式练习)的基础。实际上,在例如正念认知疗法(MBCT)这样的正念疗程中,也将这种练习作为培训的基础。建议每天进行几次,可以全部完成,也可以只选择其中一个或两个部分来进行。持续时间可以是三分钟甚至更短,但也可以根据冥想者的喜好加长每部分的持续时间。在初期,这种练习通常会被用于打破"自动驾驶"状态。在全天安排多个正念时段,对日常生活方式比较有规律的人特别有用。在后期,当我们遇到负面情绪时,也会经常用它来更好地调节情绪。

（一）第一步或第一分钟：觉察环境、身体和内心体验

姿势挺直端庄，躺姿、坐姿甚至站姿都可以，闭上眼睛，慢慢开始觉察身处场所的方方面面，例如声音、气味和温度。接着，觉察身体此时状态如何。注意身体的整体感觉，观察腿部与垫子或地板的触感、皮肤与环境的接触，或此时的一些愉悦或不快的感觉。只需注意它们是否存在，以及它们是否随时间变化即可。

现在，将意识扩展到整个内心体验中。自问一会儿：我现在的体验是什么？现在我的脑子里在想什么？正在产生的感觉或情绪是什么？有什么冲动？

全局地觉察您在这一刻的体验，观察所有出现的感觉和情感，无论是好是坏，但不要参与其中，只观察它们是否存在，以及是否随着时间而改变。

（二）第二步或第二分钟：呼吸

现在，将注意力转移到身体感觉上，然后慢慢地，转到呼吸上。近距离观察腹部、胸腔或鼻腔的呼吸感觉。慢慢觉察当下所有的呼吸感觉。

现在，仔细观察每次吸气和每次呼气。不要尝试改变呼吸，而要在当下观察呼吸。如果出现任何想法或情绪，请让它自然过去，然后重新回到呼吸上，每次都这样做。

（三）第三步或第三分钟：意识扩展

感觉意识在身体内（你也可以将其想象成透明球体），持续这样做几秒钟。感觉意识逐渐扩展，直至包含整个身体。感觉整个身体都在呼吸。

你也可以选择将周围环境纳入意识中。比如将这个城市中所有人包含在内，并感受与他们的团结和认同。保持这种感觉几秒钟。然后将意识逐步扩展到整个国家，并逐步扩展至整个星球。你可以感觉与共处同一星球的所有人类和生物都团结在一起，简而言之，世界大同。保持这种感觉几秒钟。在回到日常活动之前，我们承诺全天都试图保持这种注意力。

最后，逐步地，将意识领域转回全身，包括姿势和面部表情。慢慢地，当你觉得合适时，睁开眼睛。

六、通过三分钟练习培养的技能

（一）该练习的目标

1. 将练习融入日常生活中。 包括以下各方面：

a. 将练习纳入日常生活习惯中；

b. 意识到自己的头脑是处于存在模式中还是处于执行模式中，并且能随意改变模式；

c. 培养对自己生活方式和思维模式的注意力和好奇心；

d. 以更适当和更有意识的方式面对下一刻（尤其是应对困难时刻）；

e. 提醒自己身体是"心灵的窗口"，也就是说，身体是我们情绪的晴雨表。

2. 培养注意力指向的灵活性。 注意力的焦点可以是开放的或是闭合的，可以与目标挂钩或脱钩，可以专注于体验的各个方面，等等。程序分三步走：

a. 使用开放式焦点来观察脑海中正在发生的事情，可以自问"现在正在发生什么"；

b. 用闭合式焦点（例如呼吸）来固定注意力，并将其锚定在当下（摆脱执行模式）；

c. 用开放式焦点将注意力固定在当下，并同时以更广阔的视角观察当下。

3. 以不同的方式与体验建立联系。包括以下各方面：

a. 了解到，在注意力的帮助下，我们总能选择以一种或另一种方式行事；

b. 培养我们对当下发生的事情的注意力；

c. 退后一步观察正在发生的事情；

d. 从保持距离的角度应对体验。

（二）故事与启示：毒箭（《中部》第63页）

这是一则著名的佛陀寓言，在这里佛陀解释了为什么他不谈论形而上学的问题，例如世界的起源、神的存在或死后的世界，而是仅专注于苦难。因为这才是有用的。

就像有个人被一支毒箭射中，当他的朋友和家人正在着急地寻找外科医生来治疗他时，他却说："在我知道我是为谁所伤，知道他是婆罗门、是农民还是最低等的种姓之前，我都不会允许任何人帮我拔出这支箭。"又或者他这样说："在我知道射箭人是哪个家族的，知道他是高是矮还是中等身材之前，谁也不许为我拔出这支箭。"但在知道这一切之前，这人可能已经死去了。

同样地，世界是永恒的还是有限的，身体和心智是否不同，或者佛陀是否存在于死后的世界，其实都不重要。无论是支持还是反对这些观点的人，都不得不承认，痛苦、衰老和死亡是真实存在的。我没有去谈那些问题，是因为它不会为我们带来和平与安宁。所以我谈苦难、苦难的根源、苦难的休止以及摧毁苦难的方法。因为这才是有用的。

第五章

正念的正式练习——辅助练习

我们只能失去
我们执着的东西。

——佛陀

在上一章里，我们介绍了正念的核心练习。本章将介绍一些使用频率较低的练习，我们可以将其视为辅助练习，但它们也是非常重要的。具体有正念行走；身体运动中的正念；看时专注于看，听时专注于听；人际关系正念。

一、完全专注地行走或正念行走练习

这个练习中，我们将意识绑定在当下的锚点，是全神贯注行走时所产生的体验和感觉，也就是说，"行走，并知道我们在行走"。有两种非常好的方法可以实现它：

作为非正式练习。我们可以在工作场所、家中、上班途中的街道上，或其他任何地方（例如在海滩或公园中）进行行走冥想。在海边或花园中赤脚行走是一种独特的体验。这些情况下，通常是独自一人进行练习。必须注意选择安全的练习场所，确保没有交通或其他危险，以保证我们在练习过程中不会发生任何意外。大自然是理想的练习场所，但是城市、家中或工作场所也可以是完美的地点。当我们在大自然中练习时，锚点可以是双脚和地面（跟在冥想室进行正式练习时一样），或者可以将注意力放在我们周围的自然环境中，又或者可以交替变换锚点。

作为正式练习。正式练习是在冥想室里进行的。在静修或长时间的练习中，通常会在坐姿冥想后加入行走冥想来休息和活动身体。坐姿练习的持续时间应在40~60分钟范围内，随后可以进行10~20分钟的行走冥想，然后再进行新一轮的坐姿冥想。

行动有困难、有某种慢性疼痛或因某种原因而无法行走的人，应在自己感觉舒适的范围内进行练习，或者可以"假想"这个练习。

行走冥想练习

1. 正念中的典型行走正念

第一步。开始时先以舒适的姿势站立，双脚略微分开，因为这样有利于在练习过程中身体保持平衡，避免跌倒或失衡。通常最好是赤脚进行，眼睛半睁（只睁开到足以看到前面的东西，但避免眨眼），视线放松、散焦、不关注特定视点。行走时应避免注视双脚。这是练习时的正常反应，但我们应把注意力集中在每个动作的感觉上，而不是看着它们。另外，也不要注视他人的眼睛，因为这样会分散注意力，且让你觉得自己有与他人交流的需求。如果你愿意并且环境允许的话，可以在安全的地方闭上眼睛进行练习。

第二步。站立时先做一两次深呼吸，慢慢将注意力转移到身体上。然后，一点一点地开始意识此时脚部的各种感觉：与地面的接触感，脚部和地面所承受的身体重量、腿部、臀部，以及地面温度等。感知脚部和全身在那一刻的任何舒适或不适的感觉，包括呼吸。

第三步。接下来，开始行走，像平常走路一样，但把速度放得非常缓慢。并且每迈出一步，都要去觉察双脚和双腿的每个动作，和/或行走时产生的感觉。通常，行走的动作分解为三个步骤：分别是脚后跟、脚心和脚尖与地面接触时。我们可以意识到一只脚在地上而另一只脚在空中时的感觉；可以感觉到地面的质感、移动时身体与空气接触的感觉、步行时手臂的摆动；也能觉察到脸部和身体其他部位都是放松的。

第四步。当任何杂念、思想或情感出现时，只需温和地觉察到思想的游移，轻轻地让杂念过去，而无需生气和评判。然后，慢慢地将注意力转回到观察行走时身体的动作和感觉：脚部、腿部肌肉和与地面的接触感。

第五步。让一组或一个人一直在房间中漫无方向地走，直到有人敲响钟声时，大家再回到自己进行坐姿冥想的位置。在结束练习之前，无论是站着还是坐着，都要将注意力再次集中于身体的整体感觉上，并慢慢结束练习。

在行走正念中，有两个可能的注意力焦点。我们之前描述的那个是常用的，特别适用于室内练习，也就是将注意力放在脚、腿的运动以及身体的感觉上。

但在自然环境中练习时，注意力往往会放在视觉对象（花、风景）、听觉对象（鸟鸣或其他动物的声音）、嗅觉对象（花香）或身体感觉（风吹在身体上的感觉）上。

在练习时可以从一个焦点转移到另一个焦点，先从一个焦点开始，练习5~10分钟，然后转移到下一个焦点练习5~10分钟。

2. 禅宗佛教传统的正念行走（经行）

在默祷传统中，尤其是在禅宗中，有一种传统的行走冥想，称为经行（kin hin）。经行的姿势不是双臂下垂，而是双手交叉放在腹部的高度，左手握拳，右手张开并包住左手。双眼半闭保持散焦，同时以45度角望下前方。头部向上伸展，与脊椎保持直线，下巴向胸部微收。每位参与者之间留出约一米的间隔，有序地、一个跟着一个（印第安式队列）地绕圈走。每一步都要缓慢地迈出，并将步幅控制在几厘米就好。行走5~10分钟后，集体向右转180度。此时队列次序会变动，原来在前面的人变成在后面了。再次行走5~10分钟后，以站姿结束练习，感受全身的感觉。

　　这种行走方式在原始部落中很普遍，尤其是当他们需要保持注意力高度集中时，比方说去狩猎的时候，因为这是一种可能会致命的危险活动。"印第安队列"这个名字也由此而来。当一个人非常专注的时候，他可以感知到身体运动的感觉和与整个群体的联系。

二、身体运动中的正念练习

动中正念（mindful movements），也就是完全专注地进行身体练习，以身体的运动为锚点，有意识地观察当下。在初级阶段，卡巴金教授（Kabat Zinn）提出使用简单的哈他瑜伽姿势，因为他曾是一名瑜伽教练，但也可以用其他身心训练中的动作，例如太极、气功或武术，效果一样完美。身体的动作和摆姿势都要缓慢地进行，并且要专注于每个动作。最理想的做法是将每一个动作或姿势都与平常的呼吸节奏协调起来，尽量自然且有意识地将这两个行为融在一起，并探索所出现的每种新感觉。练习结束后，可以躺着放松几分钟，和（或）进行一次简短的身体扫描。

必须将注意力只集中于身体的运动上，心无旁骛。但当西方人在做这些练习时，头脑里可能会有这些想法：

将自己与其他正在练习该技巧的人比较，看我们是否比他们更灵活。

与自己竞争，和自己说：现在我已经达到了这个程度，那么通过训练我一定要到达另一个高度。

在这两种情况下，我们的注意力都会离开身体，并且脱离冥想状态。所以动作必须非常简单，这样我们就不会与自己或他人做比较。

有行动困难或患有某种类型的慢性疼痛的人，应该在自己舒适的范围内进行练习，或者只是"想象"自己正在进行练习。下面是可在卧姿状态下完成的一系列动作和姿势的说明（按照其他顺序进行也可以，其实做什么动作并不重要，重要的是如何执行）：

1. **手臂旋转运动**。坐在椅子上，将手掌放在双腿上，慢慢将右手移向肩部，同时手指并拢。右手手指放在右肩上，肘部开始顺时针旋转三圈，再逆时针旋转三圈。完成后，慢慢把手移回手掌刚开始放在腿上的位置。左右手各练习三次。

把注意力放在手臂的张力上，并觉察身体其他部位的放松情况，特别是通常处于紧张状态的面部。休息时，观察动作对身体产生的影响。

2. **单腿悬空运动**。坐在椅子上，双手手指在右大腿下交叉。双臂拉起右大腿，让右腿和右脚悬空。在不会产生不适感的情况下保持几秒钟，同时将注意力集中于双臂以及右侧大腿的张力。右小腿、右脚和身体的其余部分（尤其是面部）都是放松的。之后，恢复至初始的休息姿势，将手掌放在双腿上。左右腿各练习三次。休息时，观察动作对身体产生的影响。

3. **用手指抚摸对侧手掌**。坐着将双手放在腿上，左手掌心向上，右手向左手移动，用右手指尖轻抚左掌，从左手的指尖上开始，慢慢滑过整个手掌，感受所有触觉。结束后，回到休息姿势。注意力集中在手的移动和触觉上。左右手各练习三次。休息时，观察动作对身体产生的影响。

4. **其他非正式练习**。动中正念能培养身体意识，让我们将注意力集中到身体上，而不是产生内心对话。因此，将一些日常活动的动作以缓慢的形式执行（例如淋浴、刷牙、穿毛衣或衬衫等），会有助于我们在日常生活中将注意力集中在身体上。

三、正念行走和运动正念练习的目标

1. 这两个动态练习的主要目标是：学会关注身体。这将使我们：

a. 了解情绪如何在身体中出现，快速发现它们，并观察到无论体验是愉快的、不快的还是中性的，我们对其的反应都会和以往不同。

b. 将体验分解为身体的感觉、思想和情感。学会关注身体，而不是去逃避不愉快的经历。

2. 关注运动状态下的身体，并了解身体是如何与我们的日常生活联系起来的。我们的身体经常处于运动状态。运动正念是正式冥想与非正式冥想之间的桥梁，尤其是正念行走。

3. 认识自己身体的极限，因为这也类似于我们如何处理情绪上的极限。当到达这些极限时，了解我们的感受并学会接受它们。

4. 体验对当下的接纳，例如痛苦和疾病等经历。当我们在小组中做身体运动时，请注意将自己与他人进行比较的倾向。

5. 学会无目的性地练习，特别是在正念行走时。在正念行走中，我们没有具体的目标，不是为了到达任何地方。另外，这个练习也能培养耐心。

四、该看时就只看，该听时就只听

佛陀有一句著名的话是"在所见之中，只有所见之物；在所听之中，只有所听之音"，亦称《婆酰迦经》。我们需要做的就是把注意力放在看或者听的行为上，觉察头脑对此所产生的反应，观察它如何标记和解读视觉和听觉感受，并且意识到我们一直无法解构和分离这两种现象的事实。

（一）该看时就只看、该听时就只听的练习

1. 该看时就只看：

找一个安静的地方舒适地坐下，可以是在冥想室里，也可以是在一个不受干扰同时又能观察周围环境的地方。经过几次有意识的呼吸并集中精神后，将所有的注意力都放在眼睛所观察的对象上。眼睛是睁开且聚焦的状态，每隔几秒钟就转换到另一个观察对象上，用非固定的模式来选择对象。如果身边有

人，建议不要直视他们，避免生成社交模型。练习最少5分钟，最多15分钟。

2. 该听时就只听：

找一个清静的地方舒适地坐下，可以是在冥想室里，也可以是在一个不会被打扰但同时又能听到周围声音的地方。经过几次有意识的呼吸并集中精神后，闭上眼睛，将全部注意力放在耳朵听到的声音上。由于声音是自外部产生的，在这种情况下无法控制听觉，因此请随着各种声音的产生循序地关注它们。聆听持续至少5分钟，至多15分钟。

（二）视与听过程的解构层次

1. 初级阶段：我们看重的是视觉和听觉感受的标签，愉悦、不快和中性。这就是所谓的反应，我们应该避免它。观察愉悦与不快之间的区别，并发现它们其实并不那么重要。

2. 中级阶段：对视觉和听觉感受的心理标记有所认知。例如："这是鸟还是车""这声音是高是低，是强是弱""这形状是大还是小，光滑还是粗糙，是什么颜色"。也就是说，认识对象的定义，而不是被偏好、排斥或无所谓这类的观点所主导。

3. 高级阶段：我们不会将对象理解为"完形的"或"格式塔的"结构，而是：

a. 就视觉对象而言，我们看到体积、形状、质地和颜色，而不是具象的物体，比方说一张桌子。

b. 就听觉对象而言，我们听到或高或低、或强或弱，或者特定音调的声波震动。如果听到的声音是语言时，我们不会将它与任何概念关联起来，就好像我们完全听不懂一样。正如当听到陌生的语言时，我们不会将声音与任何对象关联，在练习时听到母语也应以同样方式处理。当然，要达到这个境界需要丰富的冥想经验。

五、正念练习的效果比对

一项在对各种干预性正念练习（身体扫描、呼吸正念、思想观察和慈悲心）进行了为期九个月的训练，并对其结果进行对比的研究显示[①]：

1. 身体扫描最能提高感知意识和减少思想内容。

2. 慈悲心最能产生积极思想和对他人的热情。

3. 思想观察对元认知的增量最大。

4. 呼吸正念没有与任何特定效果有关联。

这四种练习都可以增加精力，产生积极影响，更专注于当下并减少分心。总而言之，所有练习都有共同的益处，但每个练习也有其特定的效果，应根据不同情况而区别使用。

[①] Garcia Campayo J, Demarzo M. ¿Qué sabemos del mindfulness? Barcelona：Kairós, 2018.

六、以日记形式记录正式练习

下面是为期一个月的定量练习日记的示例。每周的日记包括一周里每天的冥想次数和具体冥想时间（上午、下午和晚上），以及冥想的总分钟数。表格中还有一行可用于做简单的备注，以便描述或记录某些重要的体验。建议在练习的最初几个月中使用此类日记，它不止可以作为一种正面强化，还可以让我们以简单的方式了解自己的冥想模式。

	星期一	星期二	星期三	星期四	星期五	星期六	星期日
次数							
总分钟数							
上午/下午/晚上							
备注							

	星期一	星期二	星期三	星期四	星期五	星期六	星期日
次数							
总分钟数							
上午/下午/晚上							
备注							

	星期一	星期二	星期三	星期四	星期五	星期六	星期日
次数							
总分钟数							
上午/下午/晚上							
备注							

	星期一	星期二	星期三	星期四	星期五	星期六	星期日
次数							
总分钟数							
上午/下午/晚上							
备注							

黛安·格哈特（Diane Gehart）的修订版（正念练习日志）

故事与启示：财富女神与贫穷女神

在古代的中国，有一个人为了维持家庭生活，穷尽一生辛苦劳作。有一天，他家里来了一位不速之客——一位美丽、衣着光鲜且性格和善的女子，她请求在这个人的家里住上几年，还告诉他，她是"财富女神"，将为他和全部家人带来财富和幸福。这位男子欣然同意了，觉得他的运气终于来了。

几天后，又有一位女子来敲门，她姿色平庸，穿着难看，粗鲁无礼且性格刁钻。当她也请求在男人的家里住上几年时，他拿起木棍赶走了她，并告诉她永远不要再来。但这个女子说，她是"贫穷女神"，她的姐妹财富女神已被他收留在家中，梵天要求她们姐妹必须永远在一起，所以她们不能离开彼此。正如贫穷女神提醒的那样，几天后，财富女神也离开了这个家，因为她无法离开姐妹独处。此时，这个男人才意识到自己错失了人生中的一次重要机会。

人生总是这样，出生伴随着死亡，健康伴随着疾病，财富伴随着贫穷，幸运伴随着不幸，相遇伴随着分离，喜悦伴随着悲伤。无知者总希望生活一直美好，但在世上总是两者共存的。要寻求真理的人必须超越两者，不能执着一面，也不能拒绝另一面。

第六章

正念的非正式练习

—— 如何在日常生活中练习正念

正念是照亮
所有事物与活动的能量，
令我们更理解万物并觉醒。

—— 禅师释一行

一、非正式练习

正念的目的不是坐下来冥想，而是在日常生活中保持正念状态。这个过程才是真正让冥想者在心理和身体上产生变化的关键。但问题是，如果人们不通过正式的坐姿冥想或正式的练习来"训练"，那么在日常生活中练习正念是非常困难的。正如如果没有经过多年的音阶与和弦练习，便无法在观众注视下举行钢琴演奏会。同样，正念练习者为了每天能够时刻保持专注，就要在冥想室多练习坐姿的正式冥想。

在日常生活中练习正念并不容易。你也许试过数十次只靠意志力来集中注意力，不过这种一厢情愿的办法或许偶尔可以使你专注一分钟或几分钟，但你很快就会被其他世俗琐事所吸引，也许几个小时以后才会想起来，那时自己正试图进行注意力练习。

二、对非正式冥想的基本建议

为使正念之船能够在日常生活的海洋中航行，有必要使用一系列的策略来避免它第一天就遇难。我们可以将这些策略分为以下几部分。

（一）一天的整体安排

除了睡眠时间，一天中大约还有14个小时或更长的清醒时间。当我们试图进行非正式正念练习时，往往会期望在这么长的时间内保持练习状态，这便注定要失败了，因为头脑会疲倦。为了让它能有效运作，我们需要制定更短的时段和具体的目标。如果可能的话，目标也应当是可变换的，以使头脑增加兴趣。

1. **将一天分为几个部分。**将一天分为四个或五个时段是合理的办法。禅宗佛教传统通常将用餐时间作为参照点，部分由于这是团体活动时间，也是交流时间安排和任务的最佳时间。按照这种有理据的划分方案，我们可以将一天分为五个时段：a. 从起床到早餐；b. 从早餐到午餐；c. 从午餐到晚餐——这个时段可能是一天里最长的，尤其在某些国家，因此又可以将其细分为两个时段，以下午茶为分隔点，或者以进食一些水果或少量食物来进行概念性分隔；d. 从晚餐到就寝时间。一般来说，所有的传统都认为睡眠时段非常重要，我们将在本节末尾就此进行单独讨论。

2. 将意图具体化。当我们早上起床时，确定注意力练习的目标是非常有必要的。例如：执行三次三分钟练习，将闹钟设置为每两小时响一次等等。最理想情况是，可以为一天的每个时段都设定具体的目标。最好的目标是出自同情心的，例如"我培养注意力的目的是减轻他人和我自己的痛苦"。

（二）可在日常生活中进行的正式练习

以下这些或稍作了改动的正式练习，在日常生活中特别有用：

1. 三分钟练习。在论及正式练习的章节里已经讲解过，这种练习的持续时间可以缩短到少于一分钟，也可以延长至五分钟。但是建议该练习保持三步的结构。这是定期重置我们的头脑、使观察者身份出现，并避免我们代入到日常事件当中的有效手段。建议每天至少练习一次，但在每天划分的四个或五个时段内，每个时段最多可以练习一到两次。同样，当我们遇到不良情绪（如悲伤、愤怒等）时，这种练习能使我们更好地处理情绪。

2. **移动正念。**冥想练习的理想条件是坐在安静的环境中。但我们的日常却是相反的：周围的一切变化不断，苛刻且嘈杂。因此，我们必须学习一些中间练习，使自己从嘈杂环境中过渡到安静环境。例如，在日常的出行时间中，我们通常会处于分心和焦躁的状态，可以尝试将它们转变为冥想时间。但这样做一定要保证安全，避免被撞倒和跌倒。我们可以缓慢地步行（但不至于太慢而引起路人侧目），全神贯注肌肉张弛变化，与地面、衣服甚至与风的触感，以及自己的呼吸。

3. **呼吸正念。**这是正式冥想练习的精髓。在佛教传统中，会要求您全天候感受自己的呼吸——它应该是自然流畅的，并将它持续地作为锚点。这在寺院僧侣的宁静日常中是可行的，但在西方人的日常生活中，这几乎不可能。不过，在一天内偶尔使用呼吸作为锚点倒是有可能实现的。我们应该把正在进行的活动（例如，与某人交谈、听讲座或写报告）聚焦在注意力的第一层次，把呼吸放在第二层次。要充分并有意识地在第二层次进行呼吸正念练习，并以此为锚点，避免失去对呼吸的关注。

（三）日常生活的具体练习

1. **姿势评估**。姿势、呼吸和心理活动（思想与情感），它们之间关系密切。根据佛教的传统，我们可以采用四个基本姿势：坐姿、站立、行走和躺卧。无论采用哪种姿势，如果我们以平缓且有意识的方式正确地进行，监控肌肉紧张度并感觉整个身体，它们就会成为很好的注意力锚点。

2. **防代入练习**。控制注意力所面临的最大问题是，我们每天都不断被卷入日常琐事，并处于自动驾驶状态。要抵消这种吸力，一个非常好的练习是，训练自己不要陷入特别喜欢或有强大诱惑的情形中。例如，以不代入的心态来观看有我们最喜欢的团队参与的体育赛事或某部电影（我们可以将目标定为最多5或10分钟），好像参赛的团队对我们来说完全是陌生的，或者该电影是我们完全不感兴趣的。如果有能力从这些通常会对我们产生强大诱惑的情形中抽离开来，即使只有几分钟，我们也会更容易在日常生活中保持镇定。因为生活本身就是一部我们主演的电影，如果把自己仅仅看作演员，而电影情节也跟我们没有丝毫关系的话，那么代入感和痛苦也会随之消失。

3. **缓慢化。**正念练习的最明显效果之一是心理和身体活动的缓慢化。一方面是因为我们的确是在更慢地进行活动，另一方面是由于对时间的感受是主观的，如果注意的对象减少了，我们就会感觉时间慢下来。建议在一天内以慢动作进行某种机械化的活动（例如，穿衣、进食、洗漱等），并专注感受身体肌肉和环境。这样，即便是最日常的活动，都会通过正念被转化为非同寻常的体验。

4. **内心微笑。**也就是保持半微笑，这个动作只有自己知道自己在做，但别人完全看不见。这使我们想起一种生活的幸福，它超越了我们所从事的活动以及对它的依恋及厌恶，不可谓不是一个日常的好锚点。

（四）锚点

与正式冥想一样，我们建立锚点以便在头脑迷失时返回，在日常生活中也有必要这样做，因为所有这些都可以被当作非正式练习。在正式冥想中，一般会用呼吸和身体作为锚点，因为它们始终与我们同在，并且身体的感觉必然能带我们回到当下。在日常生活中，这两者也应始终作为我们的基本。特别是，当我们产生不良情绪时，建议锚定呼吸，或者分析这些情绪在身体上的表现方式，因为这是一种削弱情绪力量的方法。

（五）练习提醒

我们以随机或有计划的方式对自己进行召唤，提醒自己必须保持注意力，指明将要使用的锚点。可以通过以下方式提醒自己：

1. **有助于时空定位及记住目标的自动指令。**防止自我代入和牢记正念目标的一个好方法是，不时地暂停日常活动，提醒自己当时的日期和时间，以及我们为这一天设定的目标（例如：2018年2月20日；现在是上午10点；我今天早上的目标是放慢动作）。这种意识的体验对于发展清醒梦也非常有用，我们稍后将会说到。

2. **定时计。**使用新技术是帮助我们避免被世俗琐事吸引的有效办法，其中一个简单的方式就是在一天的不同时刻设置闹铃。闹铃声音可以随意选择，但是传统的声音，例如藏钵、日本锣等类似的声音，通常会更有效。在睡眠以外的时间内（例如从早上7点到晚上11点），可以将唤醒时间设置为每小时提醒一次。在假期，这个频率甚至可以调整为每半小时一次，但取决于我们需要做的事情以及家庭和社会活动。

3. **特定刺激**。我们可以将一些生活中常见且不定期出现的事件作为刺激来提醒注意力。当刺激出现时，我们可以暂停一会儿并分析自己的心理活动（思想和情绪），呼吸三次，然后准备好在一天接下来的时间里继续保持注意力。这些刺激的例子包括电话（只要不是持续来电）、看到红灯或戴帽子的人，或者随便任何东西。我们可以在早晨选定刺激物，每天或每周更换刺激物，以免头脑疲劳或养成习惯。

4. **非典型提醒**。使用不常有的行为作为提醒是很普遍的做法，例如把戒指或手表带在另一只手上，或者（通常是佛教传统）在口袋里装上一颗小石头，来提醒我们打算在这一天中要保持注意力。这些提醒方式应该定期（每隔几天）更换，因为变成个人习惯以后就无法实现自己的目标了。

（六）日常活动与空档时间的确定与利用

我们一天里会有许多生活必需的日常活动和空档时间。据计算，正常人每天会花费2~4个小时在此类活动上，如：

◇个人护理与卫生：刷牙、淋浴/沐浴、生理需求、洗手、剃须、梳发、理发。

◇食物：购买食物、准备食材、烹饪、清洁、进餐。

◇衣服：洗涤、熨烫、缝制。

◇房屋：清洁、整理床铺、修葺、照顾花园或植物。

◇出行：步行、驾驶、乘坐火车/公共汽车/地铁、爬楼梯、坐电梯。

◇被迫等待的"空档"时间：交通拥堵、等候专业人士服务（例如医生、律师等）、在公共服务部门或超市排队、酒店前台、遇上红灯等。

在这些生活的日常中，与其去想昨天已做的事或明天将要做的事，或者幻想我们无法实现的目标，抑或是匆忙完成工作，我们不如去进行积极冥想的练习。可以下意识地感知自己的呼吸和身体活动，发现其中的魔力。尽管我们每天都做同样的事情，但是每一秒，都会有不同的感受。这样，我们将会享受那些以前总觉得无聊而且无新意的活动。

在空档时间里，与其听ipod或者对世界感到绝望或生气，我们还不如做个三分钟练习或本章介绍的任何非正式练习，把这段时间变成非正式冥想的无限时间源。

一个门徒问越南禅宗大师释一行："师父，我没有时间冥想。怎么办呢？"大师回答："你有时间呼吸吗？如果有的话，那你随时可以冥想。"

（七）进餐时的正念

进餐的时间是练习正念的关键时期，因为这是我们每天都会重复进行的活动，并且持续时间也相当长。实际上，宗教传统通常在进餐时安静地进食或听诵经进食，但必须完全专注于进餐过程。

对于许多人来说，这种练习很困难，因为西方人通常不会一个人安静地进餐，而是经常与家人和朋友在饭桌旁聊天。即便独自用餐，我们也会打开电视或收音机或阅读某些东西，但绝不会只专注于饮食过程，因为我们觉得这样很无聊。一般而言，进餐正念是非常有用的练习，尤其是在应对与饮食相关的疾病时，例如肥胖症或饮食失调（如贪食症）。建议每天的每一顿饭至少用5分钟的时间以完全专注的方式进食。

（八）失控时刻

在生活中，总会有某些时候大脑会疲惫于保持专注并想要恢复其旧的行为模式。这时我们会很容易做出一些冲动的事情，例如进食或其他调节情绪的行为。在这些情况下，我们对头脑和对自己都不应该太苛刻。我们应该定期计划这些放松的时刻，并做一些大脑喜欢的活动，因为训练头脑与训练儿童或动物相同，不应过分严格。头脑也必须享有可以休息的空间。

（九）非正式练习日记

我们讨论过练习日记，基本上包括了各项正式的活动。但是，考虑到非正式练习对个人产生改变的重要性，建议也将其记录下来。但问题在于，由于活动的非正式性质，这类日记往往是各不相同的。建议记录活动的类型、执行的次数和大约的时间。每天的记录应使用类似于下表的模板。

表6-1 非正式练习日记模板

（3月3日，星期一）

活动	次数	时间
三分钟练习	3	8点、14点和19点
缓慢化	2	12点和17点
空档时间的利用（看病、超市排队）	2	16点和20点

建议每周进行定性总结（半页就足够了），以分析我们是否有将一天划分为多个时段，使用提醒是否有用，我们最常使用的练习以及可以使用的其他练习，尤其是全天时间是怎么安排的。建议一天中做出足够多的"下意识"行为，并在一天中平均分布这些意识运动。在早晨通常应该进行非正式冥想，因为如果起床后进行正式冥想的话，很难将通过正式练习获得的注意力集中状态全天持续下去，因为注意力会随着时间消失。

（十）睡眠期正念

在所有冥想传统中，睡眠期都不是空档时间。进行一些小练习，例如睡前进行一个三分钟练习，这样可以让头脑为睡眠做好准备。通常建议采用特定的姿势来促进更有意识的睡眠，例如佛教的传统"狮子卧"。具体做法是侧卧，双腿膝盖微曲，睡姿朝向一侧手臂的手掌托住脸颊。西藏传统［旺雅仁波切（Tenzin Wangyal Rinpoche），1998年］和中美洲萨满教传统（卡斯塔内达[①]，2010年）对梦瑜伽都有详尽的描述。

在所有传统中都认为，冥想最常见中期影响是"清醒"梦的出现，即人们在梦境中能保持意识。一些科学研究证实，增

[①] Castaneda C. El arte de ensoñar. Madrid：Gaia ediciones，2010.

强身体意识可能与这些梦的出现有关。清醒梦是一种引人入胜的经历，通常会激励我们继续进行冥想练习。这些传统建议在清醒梦出现时对其加以利用，增加对周围世界的不代入感，并培养一些技巧，例如使物体在梦中出现或消失、飞行或旅行，旨在进一步认识到，现实的世界和梦的本质也是相同的。近年来，许多科学研究都正在分析如何利用这些清醒梦作为心理学上的治疗和预防方法。

三、管理非正式的正念练习：新技术的使用

新技术的使用可以是一种简单且综合的非正式练习管理方法，尤其是移动应用程序。在全球范围内，越来越多的人在日常生活中使用移动设备，因此该技术并不会令人抗拒。另外，移动设备在健康领域的应用也非常广泛，从可以测量生理变量（心率、血压等）并将其发送到医疗中心的应用，到可以帮助我们控制焦虑、抑郁或压力的应用，应有尽有。文献中已经有明确的证据表明，移动应用程序在许多心理治疗中作为辅助工具是有效的。

关于移动应用程序在正念领域中的应用，使用"正念"作为关键词搜索出来并适用于两个主要操作系统（Android和iOS）的应用数量非常之多。然而，一项详细的研究（普拉萨及其团队[1]，2013年）显示，其中只有不到10%是真正旨在支持

---

[1]　Plaza I, Demarzo MMP, Herrera-Mercadal P, García-Campayo J. Mindfulness-Based Mobile Applications：Literature Review and Analysis of Current Features. JMIR Mhealth Uhealth 2013；1：e24.

正念练习。并且，它们都不是与医疗或卫生专业人员团队合作开发的，里面一些测试或问卷调查也是无法证明有效的。还有另一个问题是，西班牙语版本的练习应用程序非常缺乏，这极大地限制了其在西班牙语系国家居民中的使用。现在市面上有几十个可辅助练习的移动应用程序，其中国际上使用最广的一个是Buddhify。

改变日常生活中的内心对话

在正念培训中，通常会学习以使用副动词①方式（例如，正在呼吸、正在感觉、正在感知等）来指导正念练习。原因在于，这种方式可以将"主/客"二元化的感觉最小化。在日常生活中，即在非正式练习中，我们也应该采取同样的方式。比如在做任何事的时候，我们都应该在内心对话时试图对自己说："正在洗碗""正在吃饭""正在淋浴"等。

约瑟夫·戈德斯坦（Joseph Goldstein）等有经验的冥想大师所用的另一种能实现去二元化感觉的方法是，使用被动语态而不是主动语态。这样，他在指导冥想时将不会说："观察腹部的感觉，"而会说："腹部的感觉正在被观察。"这有助于

① 译者注：对应中文的无主语进行时。

使正在观察身体感觉的观察者身份（通常位于眼睛的高度）弱化。同样，我们也可以在日常生活中使用以下句式来进行非正式练习："碗碟正在被洗""食物正在被消化""身体正在接受沐浴"。尽管开始时会有不自然且别扭的感觉，但这种处事方式可以养成一种去二元化的习惯。

四、传统冥想里非正式练习的关键要素

（一）喜好归类

前文描述的是一些在日常生活中可以提升注意力的有用技巧。在排除内心对话的时候，我们就进入了正念状态。内心对话的问题之一是，我们会对生活中的所有事物与经历都进行喜好归类："我喜欢的/我不喜欢的/我无所谓的。"这样，我们对世界的感知会被这些标签扭曲，进而影响我们的行为，以至于我们通常会强迫性地追求喜欢的事物，而避免不喜欢的事物。于是，我们便不可避免地将自己与痛苦捆绑在一起了，因为我们经常会遇到自己不喜欢的东西，或者失去自己喜欢的东西。

（二）价值观和道德争议

正如第三代疗法所认可的，其中主要代表是接纳与承诺疗法（ACT疗法），人类唯一可决定的只有自己的行为，除此以外的一切都不是我们能掌控的。我们无法决定自己出生的时间或地点、身边的环境、身体或心理特征，也无法决定生活中会发生的事件等；唯一可以决定的只有自己的行为，如何应对世上发生的一切。因此，这种疗法被称为"行为"疗法（英语为"ACT"），或"接纳与承诺"疗法（"接纳"指坦然面对世上所发生的且并不是我们能掌控的一切，"承诺"也就是令我们的行为与价值观保持一致）。

但是，价值观经营并不能解决所有问题。伦理等价值观概念会受文化影响，且每个时代都会有变化。在社会层面上，价值观可以被当作武器来攻击那些推崇其他价值观或不同道德规范的人。从精神角度来看，价值观也一直陷入在"好/坏"与"对/错"的二元对立中，尤其是导致了对结果的期望。在印度教和佛教中捍卫的东方业力学说，即行为和反应的因果关系法则，在传入西方时被翻译为积极业力（善举的结果）和消极业力（恶行的结果），延续了犹太基督教传统的二元逻辑。不过，其实际意义我们将在下一部分中所描述。

（三）去自我化

但是，印度教和佛教都认为，根据机会、地点和时间的不同，所有行为都可能是适当的。没有任何行为"本身"就是积极或消极的、是好或坏的。重要的不是行为本身，而是行事的方式，在行为的背后是否存在"我"。因此必须满足以下特征的行为才能称之为正念行为：

1. 在做之前，没有要做的愿望，也没有控制世界的想法或愿望。之所以要做出这种行为，是因为必须要这样做，没有别的选择，是此时此刻的要求，我们觉得这是宇宙的意愿。但这并不出自我们的意志，不是为了要强迫这个世界变成我们想要的样子。

2. 在做的过程中，没有"我"在执行的感觉。不应该沉浸在自我当中，也就是说，不应该把所作所为看成是自己的，觉得这些行为是由我们做出来的。因此，若"进展顺利"，不会产生自豪感；若"进展有碍"，也不会产生失落感。

3. 在做完以后，不纠结于行为的结果。我们做出的所有行为都是出于某种目的，寻求结果，寻求满足感。通常是出自我们的喜好归类，也就是"动机"。被行为结果束缚是痛苦的根源，因为通常情况下，结果会与预期的有很大不同。如果没有对结果的期望，就不会有痛苦。

4. 在任何时候，行为都是完美的。我们习惯将行为区分为重要的和普通的。重要的行为与我们的意志力息息相关，并有强烈的自我意愿，试图完美地执行它们，因为结果对于我们来说非常重要（例如备考公务员）。而其他的普通行为，我们会采取一般的方式来做，不会带有什么期望，因为它们没有价值（例如：削土豆皮）。但从正念的角度来看，所有行为都同样重要，因为它们不会被自我影响，而且都应以无可挑剔的方式来执行，似乎这是"我们在地球上做的最后一个动作"。

（四）练习：非正式练习日记

参考我们之前给出的模板来写非正式练习日记对我们可能会有所帮助。可以用半页纸的日记来总结我们的主要非正式活动。最初可以每天一次（以加固日常规律），但2~3个月过后，每周随机进行一次就足够了，以检查我们是否将非正式练习融入了日常。下面，我们来看看一位中年职业男性的非正式练习日记例子。

非正式日记模板（2019年7月7日）

早晨起床时，我将一天分为四个时段：早餐前、早餐至午餐、午餐至晚餐和晚餐后。

1. 早餐前：

目标：在我的孩子们起床到我送他们去上学的这段时间里，下意识感受我的情绪和压力。我不使用闹铃。我不做非正式练习。锚点：姿势和呼吸。

结果：我做到了不生气，在赶时间的时候压力感也减少了。

2. 早餐至午餐：

目标：不要让自己陷入工作中。将闹铃设置成每小时一响。计划进行两次三分钟练习，分别在上午11点和下午1点。特别留意空档时间（上洗手间时）。

结果：通过三分钟练习以及利用两次上洗手间的机会，做到了重新与自己建立联系。

3. 午餐至晚餐：

目标：放慢一天中家庭时光，增强自己的意识。计划下午进行一次三分钟练习。在与孩子一起享用下午茶时进行正念练习。将闹铃设置为每两小时一响。特别留意空档时间（驾驶时间，下班开车回家的路上）。

结果：意识到自己长期的赶时间状态。三分钟练习让我很享受。但是，在下午茶中未能保持正念，这对我而言很难。

4. 晚餐后：

目标：和妻子一起享受这段时光，不做任何工作，只与家人待在一起。不计划进行三分钟练习也不设置闹铃。

结果：我做到了只思考和讨论有关家庭的话题。我睡得更放松了。

将正念理念带入我们日常的另一种可能性是，自觉地注意日常活动的质量。下表是记录和评估我们日常活动的示例：

表6-2　在一天中进行的活动质量评估表的示例

名字：_____　　　日期：____ / ____ / ____

时间	活动	时长	幸福感（0~5）	压力感（0~5）	主要感觉
09点	送儿子上学	40分钟	4	4	中性
12点	进食	45分钟	5	0	幸福
15点	写作	1小时30分	2	5	压力
17点	开车回家	1小时30分	1	5	压力
19点	冥想	30分钟	5	0	幸福

建议你现在参考以下模板来制作自己的日记，至少写两三

144

天，并在下一次与我们见面时带过来：

时间	活动	时长	幸福感 （0~5）	压力感 （0~5）	主要感觉

　　可以策略性地记录自己的日常活动，并对其进行观察与评估，可以使用比如产生了"幸福""中性"或"紧张"感觉的这类评价。这种训练或练习可以使人们对日常生活产生更详细的认知，并在必要时，以更现实的方式在未来进行某些改变或调整。

　　通过一系列日记，例如在经过7天的观察记录以后，我们可以对自己每周的活动做一个更有意识和实在的总体观察，并特别着眼于与各类活动相关的幸福、中性或紧张的感觉。

表6-3　在一周内进行的活动质量汇总表

幸福	中性	紧张
进食	送儿子上学	写作
冥想		开车回家
75分钟/天	40分钟/天	3小时/天

在这个例子中，每周呈主导性的是感到紧张的时间。意识到这种情况时，我们就可以做出一些有可行性的改变，例如通过逐步计划，将令人紧张的活动的总时间减少至20%。

建议你现在制作自己的，汇总了至少两到三天活动的表格：

名字：_____　起止日期：____/____/____至____/____/____

幸福	中性	紧张

（五）故事与启示：老厨师

根据禅宗佛教，道元是第二位佛陀。他把佛法从中国传播到了日本。1223年，道元大师在他24岁时到了中国，以学习日本没有的正宗佛法，然后将其带回自己的祖国。在中国，一次普通的相遇改变了他的人生，使他了解了禅宗的本质，这实际上也是非正式练习的重要性。

一位老者天佐（寺庙厨师）正在港口附近晒蘑菇，而道元就住在附近停泊的一艘船上。道元问老厨师为什么晒这么多的蘑菇。

"这是和尚们明天的食粮。"天佐回答。

老厨师所在的寺庙距离港口有好几小时的路程，他必须很快离开，赶回寺庙，并于当晚煮好蘑菇，以便第二天早上食用。道元无法理解这些繁重而紧迫的工作。他邀请老厨师在自己的房间留宿，等第二天早上才回寺庙。天佐告诉他这不可能，他必须赶紧回去。道元又问："许多僧侣都可以做这项工作，为什么必须由您来做呢？"

天佐回答："您无法理解。在寺庙里，厨师的工作是必不可少的。不可能由其他人来完成。我不能在您这里留宿。"

"您那么有智慧并且经验丰富，应当专注在冥想和阅读经文而不是干别的工作啊，但您却把所有时间都花在买蘑菇、晒蘑菇和做饭这些简单的事情上了。"

道元认为做饭是一项浪费时间的粗俗工作，而冥想才是真正重要的。

"小僧，我知道您是一番好意，但您却没有理解佛法的真正意义。佛道不会只在某些行为里存在，而在另一些行为里却不存在。佛道无处不在，无时不在。行为无所谓重要或不重要：这才是真正的修行。冥想、晒蘑菇与任何其他行为都没有区别。"

道元恍然大悟，心里的许多壁垒也消失了。多年后，道元承认，与天佐的相遇是他人生中最重要的一课之一。

第七章

正念如何运作？

当我们正在为生活疲于奔命时，
生活已离我们而去。

——约翰·列侬[一]

在本章中，我们将介绍正念是通过哪些机制来提高心理健康度、治愈各种躯体和心理疾病，以及改变冥想者的大脑结构的。在过去的20年中，针对正念的运作方式建立了多种解释模型，每个模型都有其有趣并互补的方面。有关此主题的详尽论述，请参阅加西亚·坎帕约与德马索共同署名的著作《我们对正念了解有多少？》（2018年）[①]，其中有专门的章节回顾了科学文献中描述的所有正念作用机制。在本章中，我们仅专注于霍泽尔（Hölzel）模型，它是应用最广并有最多的科学证据支持的模型。

---

① Garcia Campayo J, Demarzo M. ¿Qué sabemos del mindfulness? Barcelona: Kairós, 2018.

一、霍泽尔模型

（一）该模型包括的作用机制

表7-1　正念作用机制（霍泽尔及其团队，2011年[①]）

作用机制	正念的指导理念	关联的大脑区域
1. 注意力增加	基础指引	前扣带回皮层
2. 身体意识增强	专注于体验和身体感觉	岛叶，颞顶联合区
3. 情绪调节 重新评估 暴露、消亡和再巩固	1. 识别心理现象 2. 不做判断 3. 接受现实（置身于当下发生的事情） 4. 不反应	重新评估：背前额叶皮层 暴露、消亡和再巩固：腹内侧前额叶皮层，杏仁核，海马体
4. 元认知顿悟的发展	不代入心理现象	额极区（10区）
5. 改变对"自我"的认知：静态形象消失，被动态认知取代	内心对话消失	内侧前额叶皮质，后扣带回皮层，岛叶，颞顶联合区

① 　Holzel B，Lazar SW，Gard T，Schuman-Olivier Z，Vago DR，Ott U. How does mindfulness meditation work？ Proposing mechanisms of action from a conceptual and neural perspective. Perspect Psychol Science 2011；6：537-59.

1. 注意力增强。这可能是最能定义西方生活方式的一个特点：注意力不集中、无法处于当下而不想别的事情。练习开始时最明显的变化是专注力的提高，对其的调节能力也一并加强。我们可以更长时间地专注于所做的事情，而不考虑其他事情，并且可以更了解我们的行为，思想和情感。事实上，最先开始应用的那些正念问卷（例如MAAS正念注意觉知量表），主要就是用来评估注意力。

如何培养注意力？在正念的基础指引中，最基本的准则（来自佛教的冥想传统）是：1. 将注意力锚定在一个点上（通常是呼吸或身体）。2. 当察觉到注意力已经离开锚点时，温和地把它重新带回到该点。不断地意识到失去注意力并将它带回锚点的这种过程，就是在培养注意力的重新定向。

2. 身体意识增强。自笛卡尔（Descartes）时代以来，西方文化的另一个特征是，身心的完全分离，以及心理或认知的绝对主导地位。这种分离在其他文化，例如东方文化中并没有发生，而且他们还发展出一系列现在被称为心身技巧的练习：瑜伽、太极拳、气功或武术。在这些练习中都不会认为心理比身体更重要，反而认为两者间持续的相互反馈才是获得身心健康的根本。身体有助于治愈心理问题这个观念在西方传统中是陌生的，但在冥想中却是关键。在西方文化中，至多能接受心理疾病会导致躯体症状，这也奠定了心身医学的基础。

如何发展身体意识？在正念中，有一些专门促进这方面的练习，例如身体扫描、行走正念和运动正念。但是，即使在呼吸正念这种典型的冥想练习中，身体的作用也是关键的，因为呼吸也是身体的主要功能之一。我们需要从身体上感觉呼吸，并感知每次呼吸时身体感觉发生的变化。另一方面，正念强调始终将注意力集中在当下，而身体则是始终存在于当下的唯一现象，包括呼吸过程和各种感觉。思想和情感通常存在于过去或将来，只有非常个别的情况下才会存在于当下。

3. 情绪调节。这是伴随正念出现的、对个人生活改变最多的现象之一。正念练习者不会屈服于我们的情感并为其所困，而会有能力识别它、观察它、接受它的存在（尤其是负面情绪）、体验它而不是抗拒它，也不会对它做出机械式的反应，而会有意识地决定如何行动。可以看出，事实与那些常见的说冥想者没有情绪的批判是完全相反的。各项研究与实践均表明，冥想者与其他人所感知的情感强度是相同的，但不同之处在于：（1）冥想者不会立即并且无意识地对情感做出反应，而是可以自主地应对它；（2）冥想者不会被情感所困，无论是几分钟还是数小时，可以在很短的时间内将注意力聚焦到另一个目标上。

如何培养情绪调节能力？这涉及循序渐进的几种作用机制。主要如下：

（1）识别心理活动。在呼吸正念的初始阶段，当出现其他心理现象而使注意力失去锚定的对象时，建议给该现象贴上标签（例如，听觉感受；未来想法、愤怒情绪）。情感是我们最依恋、最难贴标签的心理现象。标记心理活动的做法（随着练习时间增加，我们通常连这个做法也会停止）可以是为情感取一个具体的名称，而不仅是模糊地感觉它以致难以识别它。

（2）不做评判。在正念里，贴标签是为了确定心理活动的类别，但这绝不意味着对其进行"愉悦/不快""喜欢/不喜欢"式的价值判断。不进行评判就不会对心理活动（在这种情况下特指情感）产生依恋或抗拒。这样一来，我们就不会像平常那样倾向于抗拒负面情绪或眷恋正面情绪了。其他作者，例如在辩证行为疗法中，确立了这样一个细微的差别：不应把某种事物令人愉快或不快视为一种评判，而应视为一种描述，已意识到这种感觉的感情色彩（令人愉悦或不快），在感觉持续期间既不依恋也不抗拒地体验它，当它离开时便放下它。

（3）接受现实。一般情况下，不必像对待心理活动那样给它们贴标签，现实无分好坏，我们不对它进行标记，便会很容易接受它。接受我们所经历的情感以后（无论情感有多"消极"），不逃避也否认它，而是充分地体验它。对负面事物的逃避，在第三代心理治疗（接纳与承诺）中被称作"经验回避障碍"。它会加剧症状，并使我们越发想要逃离这些感觉和让我们感觉不快的一切。

但是，正念练习可以使我们深入体验愤怒、悲伤或其他任何看起来令人不快的情绪。我们会发现，这些情绪并没有那么可怕，就像在针对恐惧症的暴露疗法中所做的那样，接触并体验那些负面情绪会削弱它的力量。

（4）不反应。不将情绪标记为好或是坏，我们便可以接受它们并充分体验它们，因此也不必对它们做出反应。我们将以自己认为合适的方式行动，但行为并不是情绪的直接后果，而是一个有意识的决策过程。

（5）元认知顿悟（INSIGHT）的发展。我们的头脑是不断地在思考和感觉的，我们自然而然地代入这些思想和感觉，总是这样做，并且认为没有别的选择了。但正念和冥想却并不认同这种观点，而是认为人的思维功能是可以被理解和改变的。

元认知描述了用于理解认知过程的理智，以及用于改变认知过程的机制。也可以简单地定义为"思考我们的思想"或"分析我们的思想如何工作"。

一些非常有效的疗法（诸如认知疗法）认为，思想是我们情绪的源头，如果我们产生负面思想，就会带来负面情绪。因此，应当识别这些思想并对其进行打击，以便将负面思想（通常是被扭曲了的）转变为现实的并且更正面的思想。

但是，正念和第三代疗法认为，重要的不是思想的内容（正面或负面），而是我们与思想的关系。也就是说，我们是否相信它们，是否让它们影响我们。如果我们认为这些思想和情感是真实的，那它们就会给我们带来巨大的痛苦。但相反，如果我们能够意识到这些思想只是单纯的心理活动，不一定与现实有关，则可以将其影响降到最低。在本章的后面部分，我们会介绍一些有关元认知的知识。

如何发展元认知顿悟？关键是不代入心理活动，也就是说，标记它们并放它们离开。这样，我们就可以从被心理活动（主要是思想和情绪）困扰，转变为专注自己的思维过程。通过这种方式，我们可以观察到这些心理活动是如何不断出现和消失的，就像是永不停止的旋转木马一样。而我们也不会受它们影响，无论是什么类型的思想，因为它们终究是要消失的。

（6）改变"自我"的观念。所有人都对自己是怎样的一个人有非常结构化的观念。在我们的人生中发生过一系列事件，而我们则试图了解它们的前因后果，以使它们合理化。这种对自己经历的解释性叙述就是所谓的自传。内心对话（即我们与自己进行的持续对话，并对发生在我们身上的一切进行评估和讨论）不断更新和强化我们对自己的看法。因此，当我们遇到新情况时，基于以往经历，我们几乎可以预见将要发生什么。这种现象在心理学上被称为"自我实现预言"，也就是说，我们预期要发生的事情（基于我们的自传经验）通常会成真。

但我们的自传不是发生在我们身上的事情，而是我们对所发生事情的解读。这是两回事。事实上，在任何心理治疗中，治疗师都会以一种更客观并且没那么负面的方式"重写"个人的自传。在表7-2中，我们提供了一个关于这种区别的示例。左列单纯叙述了发生在此人身上的事件，没有任何解读。右列对这些事件进行了解读，此外，还将对各事件的解释串联起来，为自传提供了连续性。它们的不同之处在于，一部像左列那样"无解读"的自传里，个人没有一个既定的特性，因此也不会预期今后会发生什么。相反，就像我们通常所做的那样，一部像右列所示那样经"解读"的自传，意味着我们有明确的特性并且很难改变，所以我们的未来就被这种特性预先决定了。

表7-2 客观的事件记录与经过我们自己加工的自传
（混合了情感和对事件的解读）之间的差异

年龄	事件记录（仅是事实）	自传（经解读的事实）*
4岁	父亲离家出走	父亲离家出走是因为他从来没爱过我
在校期间	学习成绩低下	学习成绩低下是由于我自卑（因为从小就没人爱我）
15岁	辍学	辍学是因为我认为学习没用（因为我自卑）
成年	换过很多份工作	换过很多份工作，因为我什么也做不好（由于自卑）
成年	多次恋爱失败	多次恋爱失败，因为我不懂爱（因为没有人爱我）
对未来生活带来的后果	这是一系列不一定相关的事件，并且对未来没有影响	我生命中发生的一切，都是因为父亲抛弃了我。我未来的生活也将是失败的

*斜体是我们对发生的事情的解读。这不是现实，而是对现实的解读。可能另有原因（例如：父亲离开家是为了让我母亲和我过得更好，但事与愿违。但是我知道他非常爱我们）。每个解读都会产生连锁性的新解读，构建出自我并预见我们的未来（自我实现预言）。

　　基于这些相同的事实，另一个人（或经过心理治疗的同一个人）可以用完全不同的方式来解释它们。例如，这种方式：

158

年龄	事件记录（仅是事实）	自传（经解读的事实）
4岁	父亲离家出走	父亲离家出走是因为那时他别无选择，但我确定他在以自己的方式爱我
在校期间	学习成绩低下	学习成绩低下，因为那时我对这些知识不感兴趣
15岁	辍学	辍学是因为我想做让我感到更充实的事
成年	换过很多份工作	换过很多份工作，因为我一直在寻找更好的工作
成年	多次恋爱失败	多次恋爱失败，因为在情感上我还不清楚自己想要什么
对未来生活的推断	这是一系列不一定相关的事件，并且对未来没有影响	我生命中发生的一切，都是因为我没找到方向。现在我对自己和对世界都理解得更好，并选择了接纳

这两个版本的自传哪个是正确的？客观事实是相同的；正如所见的一样，每个自传都是一种对我们生活中所发生事情的解释性叙述。两者都不是绝对正确的，只是一种解读。

如何改变"自我"观念？主要方法（是综合正念练习而不是某一具体练习的结果）是让内心对话消失。当由于正念效应，我们停止讨论和评估发生在自己身上的一切，不将当下的经历与自传联系起来，而是以初心来看待每个事件，就好像它们都是第一次发生在我们身上那样时，便没有了那个结构化的、一成不变的"自我"来对体验进行调整，而会与体验融合，并不对其作评估。这样一来，一切皆有可能，并且未来不可预知。

二、元认知

在下文中，我们总结了一些关于元认知的主要概念，也就是说有关头脑的运作方式。这些概念源于佛教传统，对正念练习特别有价值。

（一）对正念有用的元认知基本概念①

1. 认知现象是不可避免的。就像耳朵总是能听见声音，或睁开眼睛就能看到形状和颜色一样，头脑总是在思考并产生情感，因为这是头脑固有的本性。我们不期望能改变这种状况，但我们可以成为头脑的观察者，因此，应避免为头脑的"游戏"提供材料并深陷其中，因为这是我们痛苦的根源。

---

① 改编自托尼亚拓及其团队，2002年。Toneatto T. Metacognitive therapy for anxiety disorders：Buddhist psychology applied. Cognitive Behavior Practice 2002；9：72-78.

2. 认知活动的开始是我们无法控制的。头脑能不断自发产生思想。我们自主思考具体事项（当我们必须执行某项任务或计划一些具体的事情时）的时间占大脑总活动时间不到10%。在剩下的时间里，头脑会基于过去的经验、潜意识现象或对环境的解读来产生念头或想法。

3. 认知现象是不可信的。我们所想的并不是外部的现实，也不是发生的事情。如果我们认为自己"没用"，并不意味着我们就是这样的（事实上，在认知疗法中，这类想法也是我们要排除的目标，因为它们是被扭曲过的）。如果我们认为世界是"恐怖的"或某个人是"邪恶的"，并不意味着事实就是这样，因为其他人对此都会有不同的看法。如果我们能够将现实与思想分开，就不会基于思想告诉我们的错误信息而采取行动。

4. 认知现象是暂时性的。任何心理现象，如果我们不增强它（思考它、拒绝它），而只是冷静地观察它，把它视为属于他人的一种外部现象，它将自行消失。这是正念和冥想的重大奥秘：任何思想或情感，无论其内容如何，看起来有多可怕，最终都会在短时间内自行消失。那么，我们何必将其更改为更积极的内容呢？我们何必要知道某个特定思想是如何产生的呢？正念的目的是让我们了解所有思想如何产生，并等待思想消失而不被它们所困住。

5. 认知状态没有内在的力量。思考某事并不意味着某事会发生。前理性或"魔术"思维的特征之一是，认为我们可以用思想来改变现实。例如，有些人担心自己的家人会发生某些事情，然后认为避免这种情况的唯一方法就是不去思考它，或者不断地叨念什么都不会发生。必须明确的是，发生的事情和我们的想法完全无关，而且我们个人思想永远不会改变现实。在西方，人们普遍认为个人可以仅通过想（而不是做）来改变环境，这会容易导致思想与现实之间的混淆。

6. 所有认知活动都可以具有学习和自我认知的价值。观察自己的思想和情绪对于发展我们的自我认知非常有用。这不是为了解这些思想是为什么会产生（心理分析或其他分析疗法中的常用手段，总会带我们回到童年或以往的经历），而是为了更好地了解我们的头脑是如何工作的：思想和情感是如何产生的、我们如何被它们所困并且因为把它们当成了事实而采取了行动。关键在于学会与自己的思想"分离"，并且"不代入"它。

（二）练习：稀释"自我"

这是传统中最常用的解构方法之一。采取常用的冥想姿势，练习呼吸正念，专注于各种心理现象，并在每个现象中寻找"自我"。

1. 现在我们从呼吸开始。首先确认自己常用的呼吸锚点（例如鼻腔、腹部等）。下意识观察呼吸的出现和消失过程，以及每次呼吸运动的开始、发展和结束阶段。在所有心理现象以及宇宙中存在的所有现象中，都会发生这种出现和消失的过程。

我们意识到，进入肺部的空气是来自外部的，它通过鼻腔进入人体，并停留在体内。同时，我们会通过呼气运动，把之前属于我们身体部分的气体返还给外界，让其消散在大气中。因此，我们可以思考：我们吸入的空气，在进入我们身体之前曾在哪里？当呼出的空气不再属于我们时，它将去往何方？进入我们体内的空气，是"我们"吗？散失在外界并带有我们微粒的空气，也是"我们"吗？思考一下，我们身体和"自我"的边界在哪里。

2. 接下来转向感觉领域，我们开始专注听觉，因为这是冥想中最容易练习的。选出一种声音，并观察其开始、发展和结束的阶段。问一下自己：这个声音出现以前，它曾在哪里？当它消失后去了哪里？如果我们没有听到这个声音，声音存在吗？当我们听到声音时，这个声音变成了我们吗？或者我们仅仅是这个声音的见证与观察者？

3. 接着我们转移到思想。我们确定一种思想，并观察它的开始、发展和结束过程。问自己：那些想法出现之前曾在哪里？当这些想法消失后又会去向何方？我们作为观察者几乎从不产生思想，因为思想是头脑自然而然的活动，是自发产生的。就像睁开眼睛无法避免看到（尽管可以看）或耳朵无法避免听到（虽然可以听）一样，清醒的头脑也无法避免产生思想（尽管可以想这个念头）。这是头脑迷惑我们的游戏。头脑产生思想，因为这是它的天性。如果没有一个强大的观察者身份（可以使自己与思想分离），有时便会误以为是自己产生了这些思想，并为其所困，结果导致某些情绪和行动，并恶性循环下去。

让我们等待一个想法出现（一般来说冥想时不会出现念头，因此我们可以制造一个想法，最好是中性的），然后问自己：谁产生了这个想法？为什么观察者会代入它？这个想法，是我吗？或者我只是观察这些想法的人？

4. 接着，我们转向情绪。我们找出浮现在头脑中的一个情绪。如果没有出现，则使它出现。它必须是一种低强度的，而不是最矛盾的情绪。我们可以看到它也有开始、发展和结束的过程。问自己：这种情绪在脑海中浮现之前，曾在哪里？消失后又会去了哪里？我们意识到自己是不会产生情绪的，这只是头脑特有的游戏结果。自问一下，这种情绪是否就是我本身，或者，我们是否只是见证这种情绪的观察者。

5. 再接着，我们聚焦在"自我"上。我们观察到，"自我"也有开始、发展和结束。询问自己：我们出生之前在哪里？死后我们又会去往哪里？试图确定一下"我"到底是什么，是我们的思想和情感吗？还是一名观察者？这取决于我代入的对象，是思想和情感，还是观察者？哪个才是真实的我？还是我一直在根据更认同一方来创建自我？

6. 回到呼吸上，再慢慢回到身体。当觉得合适的时候，你便可以活动身体，睁开眼睛。

（三）故事与启示：琵琶寓言

一天，佛陀在路上看到鲜血，问："这是什么血？"

一位门徒回答："这条路是索纳常走的小径，他光脚走路，被石头和鹅卵石割到受伤，所以流血。"

佛陀约见了索纳，读了他的思想和内心，然后对他说："索纳，您沮丧并且想回家，难道不是因为热情过度，所以心里产生了障碍吗？"

"是这样的，佛陀。"索纳羞愧地承认。

佛陀慈悲地望着他说："我知道您会弹琵琶，对吗？"

"是的，佛陀，"他回答说，"我能很熟练地弹奏琵琶。"

"当您把琵琶琴弦绷得过紧时，琴弦发出的声音好听吗？"佛陀尊者这样问他。

"绝对不好听，佛陀。"门徒索纳回答，"这样的话音调会太高。"

"如果您把弦放得太松，会好听吗？"

"也不好，佛陀，因为这样的话音调会太低。"音乐家索纳回答。

"所以，索纳，当琵琶的琴弦不松不紧，张力刚刚好时，弹起来会好听吗？"

"当然了，佛陀。"索纳毫不犹豫地回答。

"好吧，您就应该这样练习。"佛陀解释说，"过度的热情会使头脑疲惫，进而徒增烦恼，但缺乏热情又会导致松散和懒惰。因此，您应当以平和的热忱、适当的努力来控制自己的感官。这样您才能获得涅槃的幸福。"

第八章

冥想中出现的主要困难和问题

如果问题有解，何必担心？

如果问题无解，担心又有何用？

——中国谚语

正如任何人类活动一样，所有练习正念的人，迟早都会出现一些生理或心理问题。通常情况下，人类会逃离或避开一些不愉快的事情，并只想处于一个舒适和愉快的状态，但这是不现实的。如果这就是我们对生活的期望，就像通常会发生在大多数人身上那样，我们也会在冥想中试图做同样的事情。

正念建议将生活中的问题视为机遇，并镇定自若地面对它们：不要对世界或我们自己感到生气，接受生活中一定会有不如意这个现实。另一方面，正念的精髓在于友善地对待自己和对我们自己不满意的地方。下面我们将描述一些在正念的正式练习中可能出现的主要问题，以及解决这些问题的一些建议。

一、身体问题

（一）疼痛

在练习初期，疼痛主要与某些冥想姿势（例如莲花坐、半莲花坐）的使用有关。在某些传统中，这些冥想姿势被认为非常重要。但在正念中，姿势要舒适得多，尽管如此，在长时间的冥想或静修中仍可能会感到一些疼痛。必须设法找到引起疼痛的根源（例如，衣服不合适冥想、姿势不当、由某些身体原因或疾病引起的疼痛）并设法解决它们，建议与导师讨论这个问题。通常，身体不适会随着练习而减少。

但是，即使我们已经采取措施来缓解疼痛，或已拥有多年的练习经验，在冥想中偶尔出现一些疼痛也是很常见的现象，这就像我们在日常生活中无法避免某些不适一样正常。对于这种残留的、强度很小的疼痛（通常是不可避免的），正念的建议是，将其变成我们的冥想对象。当进行了合理的调整以缓解疼痛但痛感仍然存在时，它通常会使你偏离对呼吸或对所选的其他锚点的关注。这时，你只需慢慢把疼痛变成注意的焦点，专注于感觉，而不是去判断它。

你很快就会观察到有两种来自自身的阻力。一方面是生理上的抵抗。像代偿作用那样，其他与疼痛无关的肌肉也会收缩，从而增加不适感。把注意力集中在这些肌肉上，将它们一一放松下来。当已经能够放松它们的时候，疼痛的感觉就会减弱。另一方面是心理上的排斥，但这种排斥有时并不会通过具体的思想来传达。这是由于观察疼痛的自己与痛感之间的分离。如果能将自己沉浸在这种感觉中，您会逐渐与痛感融合。这样一来，让人痛苦的心理感觉就会消失，成为一种纯粹的不带任何标签的身体感觉。

与疼痛融合或把疼痛变成冥想对象，并不意味着失去锚点或冥想得"不好"。只需始终将注意力放在一个对象上，无论是呼吸、疼痛还是其他锚点，都没关系。

（二）奇怪的感觉

由于在冥想中，我们会系统地观察外部和内部，所以会发现许多平时不会察觉到的感觉。有些身体感觉在日常生活中很常见（瘙痒、刺痛、麻木、叮痒），但我们很少留意它们，因为我们会马上不自觉地移动身体、抓挠或者采取其他措施来应对。在冥想中，这些微小的感觉会被放大，因此，建议保持身体不动，不要随着自然反应去抓挠或移动身体。观察身体和心理发展，并且只有在非常难受时才采取行动。与处理疼痛一样，正念的建议是将这种感觉转变为冥想的锚点。

（三）不安

这一种身体和心理上的不适，与身体渴望活动的倾向和心理焦虑有关。许多人排斥冥想，是因为冥想使他们感到不安，尤其是刚开始练习时。这种情况在有焦虑潜质的人身上更为常见。几乎总会有一些被压抑的、潜意识的恐惧，通过冥想被激活。这类人大多数都认为，世界是一个充满威胁的地方，唯一保证安全的方法就是维持警觉状态，这就演变成焦虑症了。但从定义来看，冥想与那种戒备状态是恰好相反的，它会重新激活这种潜意识里的和儿时的恐惧。我们建议坚持冥想练习，因为恐惧会随着时间的流逝而消失。但如果我们无法或不愿遵循此建议，可以在练习时延长呼气，这有助于缓解焦虑。相反，强烈地吸气会使个体更激动。还有另一个选择是不练习呼吸冥想，而练习行走冥想，这种方式对于焦虑症患者来说更容易被接受。

（四）困倦

许多人在开始冥想时会感到困倦。我们已经习惯了活动，以至于冥想时产生的放松状态会使我们产生睡意。但正念的目的不是要入睡（尽管可以使用身体扫描等练习来达到此目的）。只有在清醒状态下，冥想才能产引发心理和身体变化。因此，我们应该分析产生困倦的身体因素：如果我们要在进食后进行冥想，那么食物应该清淡；如果我们由于过度的体力劳动或缺少睡眠而感到疲倦，那么明智的做法是在恢复体力后再进行冥想。如果睡意不强，可以在开始时做几次深度吸气来唤醒身体，或者重点吸气以激活交感神经系统。另一种选择是，用冷水洗脸来保持清醒。

（五）迟钝或呆滞

随着冥想的进行，放松的程度越来越深，可能会达到一种呆滞的状态。这种状态会产生身体平静放松并且心理舒适的感觉。可同时带来的问题是，练习者会失去冥想的对象，被享受的感觉和身体意识的离散感所困住，并自以为已经达到了深度冥想状态，但实际上却是已经迷失了。必须把注意力重新带回冥想的对象，回到冥想所特有的无戒备放松状态。

二、心理问题

（一）精神分散

在东方的传统中，描述了在冥想中，我们会在精神分散状态（尤其是前期）与困倦或呆滞状态（后期）之间不断地摇摆。从逻辑上讲，如果在冥想前的几分钟与某人发生过争执，看过一部电影，或经历了某种强烈的刺激，那么将很难保持注意力，因为通常这些刺激会在练习过程中出现。平静的生活有助于练习（因此，东方的传统强调道德操守，因为它有助于冥想）。无论如何，精神分散并不是放弃冥想的理由。正如我们之前提到的，"好"的冥想并不意味着没有思想，而是能够以接纳和真诚的好奇心来观察我们的身体或精神状态的能力。

（二）无聊

对于任何西方人来说，冥想都是极其无聊的。花上30分钟时间来观察像呼吸这样的单调现象，似乎不是很有吸引力。然而，没有两次呼吸是相同的。传统上讲，要在呼吸中观察多个方面（空气温度、呼吸深度、鼻子呼吸的区域、吸气—呼气之间和呼气—吸气之间的空隙等）。一种策略是观察呼吸独有的特征，另一种策略（正如我们在解释其他障碍时所提到的那样），是观察无聊感本身：思维过程如何发生？伴随着什么身体感觉？

（三）恐惧

尽管听起来有点奇怪，但冥想者随着练习进展常常会出现这种感觉。原因有多方面。最常见的是记忆，多多少少都是些带有创伤性的记忆，它们隐藏在潜意识下，被经常性的内心对话所掩盖。冥想能大幅减少这种内心对话，导致这些潜意识的成分浮现到意识的层面中来。通常，了解并观察恐惧的本质这一简单做法便会使恐惧丧失力量。但某些情况下，可能需要在专业人员的指导下进行。在极少见的情况下，某些与冥想相关并且在传统里有所记载的体验，可能会导致"自我"的消散，并产生一种失去自我的恐惧感。

（四）抗拒冥想

任何冥想者都会经历一个抗拒冥想的时期，这是常见的。一般来说，这是一种持续时间很短的情绪，在开始练习后的几分钟内就会消失。有时可能是因为我们先前描述过的某些特定困难（例如，疼痛、奇怪的感觉、无聊等），我们可以采用之前提及过的相应措施来应对。如果抗拒是系统性的，并且几乎在每节课都能观察到，我们则应当重新规划冥想的练习。这些抗拒可能出自宗教、哲学或某些深层的原因，使我们无法从练习中受益。最明智的做法是，听从一位优秀的冥想导师的指导。

（五）过度的热情

在任何类型的活动中，初学者们通常都会有不切实际的过度期望，认为只需每天努力一点，就可以很快达到目标。就像生活中的许多其他活动一样，对冥想的掌握并不取决于短期的投入，而是取决于多年规律练习的累积，即使每天并不需要投入特别多的练习时间。简而言之，这是一场长跑，而不是短跑。有些初学者想马上看到结果或得到特殊的体验，因此会过度练习。但这种违背自然规律的做法往往会导致对自己和对世界的愤怒与烦躁，因为身心都会产生抵触。因此，建议调整期望值以使其切合实际，并接受所有变化过程都需要一定的时间，不能强求。

（六）练习：思维的四个组成部分

坐在安静的地方，并采用惯常的冥想姿势。进行几次初始呼吸以使头脑平静。将注意力锚定在呼吸上，选择定一个点（鼻腔、胸部或腹部），然后开始观察四种心理现象。

先从感觉开始。专注于身体感觉。通过身体扫描深入地意识这些感觉：疼痛、发痒、刺痛、温度或无感。可以在身体各处寻找它们的踪迹。接下来，可以观察感官感觉：声音（听觉）、气味（嗅觉）、味道（味觉）、触觉，以及颜色和形状（视觉），尽管眼睛是闭着的。我们可以验证，这些感觉会被归类为愉悦、不快或中立。它们会导致喜爱或排斥。保持观察各种感觉约5分钟。

然后，我们开始关注思想。可以看到，有些思想会以词语或句子的形式出现，而另一些则以图像的形式出现。根据我们的工作类型或个人性格，思想出现的形式主要会被其中一种方式主导。从时间上来划分，思想可以被分为过去（记忆）、现在或未来（计划或担忧）。一般来说思想是最丰富的心理现象。保持观察各种思想约5分钟。

接着，我们来关注情绪。如果情绪出现了，我们可以观察它们，尽管这在冥想中并不常见。这些情绪在身体中（例如，愤怒通常会让身体的不同部位紧绷）、认知中（产生相关的思想），和情感偏向定义（愤怒、悲伤等）中均会有所体现。保持观察情绪或无情绪状态约5分钟。

第四位是冲动。在冥想期间，会产生活动身体、抓挠、吞咽口水或类似的冲动。即便这些动作都是不自主的，但在动以前，在头脑中都会先出现动的欲望，这就是冲动。冲动被认为是一个人最明显的自我表现。

最后，经过一段时间的冥想之后，可以观察到没有心理活动、没有思想的空间。这就是我们所谓的"空隙"或"空白"。最初，这种情况只会持续几毫秒，且可能会令人恐惧。但随着时间的推移，它们将会持续几秒钟，也许几分钟。尝试观察它们几分钟。当您准备就绪时，便可以结束冥想练习。

（七）故事与启示：着火的房子

佛陀为我们讲解欲望之轮的教义，并建议我们将自己从一切欲望中解放出来，以达到无欲的状态并进入涅槃的境界。

有一天，他的门徒问他："尊者，涅槃到底是什么样的？就像我们几乎没有意识并沉入梦乡的时候，所感受到的类似于与世间万物融合的境界吗？是美好幸福的'无'，还是冰冷、空洞、无意义的'无'呢？"

佛陀听完，沉默许久后，为他们讲了以下这则寓言：

"不久前，我看到了一座着火的房屋，它的屋顶已经烧起来了。当我走近时，发现里面还有人。于是我走到门前大喊，告诉他们屋顶着火了，催促他们赶紧离开。但是那些人似乎并不着急。其中一个人在火都要烧到他眉毛的时候还问我，外面的天气如何，是否下雨，是否刮风，是否还有另一所房子等等。我没有回答他，直接走开了。我想，这些人在问完这些问题之前可能就被烧死了。的确，徒弟们，对那些地板还没烫到能让他们急切想换地方的人，我无话可说。"

贝尔托·布雷希特（Bertol Brecht）在他1939年出版的《年鉴故事》（*Historias de almanaque*）中引用了这则寓言。如果不感到痛苦，就没有动力去做任何改变。

第九章

正念的禁忌证、注意事项、放弃和不良影响

不见精粗，宁有偏党。

大道体宽，无易无难。

——僧璨大师《信心铭》

一、禁忌证

像任何其他心理疗法一样，正念疗法也有一系列禁忌证，练习时必须注意避免。因此，建议在参加正念治疗小组之前，尤其是在静修之前，需要进行临床评估。

1. 健康人群
缺乏动机、持强烈批评或反对态度的人。

2. 疾病患者
（1）精神病急性发作的患者（重度抑郁、双相情感障碍、精神错乱）。

（2）有解离性障碍倾向或病史的患者（创伤后应激性障碍、转化症、人格障碍等）。

（3）患有严重认知障碍、躁动症、癫痫症、低疾病意识或大量用药的患者。

　　严格来说，练习正念没有绝对的禁忌证。也就是说，对针对特定疾病使用正念疗法有经验的专业人员，甚至可以在有精神错乱或解离性障碍等病情复杂的患者身上使用正念疗法。

　　另一方面，在缺乏动机、持强烈批评或反对态度的健康人群中，也并非严格禁止练习正念，但是效果通常会不佳，因为这些人更倾向于不练习。此外，这些缺乏练习动机的人可能会影响小组的进展，所以对治疗师的专业经验要求会更高。

　　然而，美国精神病学协会（夏皮罗，1992年[①]）指出，除非有更多的证据表明正念疗法不会产生不良反应，否则不建议对有以下情况的患者进行正念治疗：精神分裂症及与其相关的人格障碍（比如类精神分裂人格异常）、双相情感障碍、创伤后应激障碍，甚至，有自杀倾向的重度抑郁症患者。无论如何，对这些患者的治疗都应慎之又慎，尽管在针对该类人群已有特定的正念疗法，并已取得了丰富的治疗经验。

---

① Shapiro DH J. Adverse effects of meditation: A preliminary investigation of long-term meditators. Intern J Psychosom 1992; 39: 62-67.

二、注意事项

这些注意事项适用于处理禁忌证，也可在个人参与练习时被认为会对自身以及对其他组员产生危害或不良影响的情况下使用。由萨基·圣托雷利（Saki Santorelli）领导的医学正念研究中心（The Center for Mindnessness in Medicine），总结了纳入MBSR培训计划中应包括的几个禁忌标准，具体如下：

（一）生活方式禁忌标准

1. 目前或过去一年内有使用毒品。在任何情况下，都要评估其个人动机与身边的支持。

2. 不懂授课语言的，尽管逻辑上讲可以使用翻译。

（二）心理禁忌标准

1. 强烈的自杀倾向。

2. 无法通过治疗来控制的精神错乱。

3. 创伤后应激性障碍。

4. 任何会干扰小组活动的精神疾病（例如，社交焦虑患者会无法加入小组并参与活动）。在这些情况下，可以在患者加入小组前与他达成协议，以便与正在为其治疗特定疾病的专业人员进行有关其治疗进展的信息交换。

（三）态度禁忌标准

1. 无法理解方案的局限性，只想在不付出精力与时间的情况下快速见效。

2. 无法定期参加练习（如果预计会错过3节或更多的练习，则不建议加入该组，而是另选一组）。

（四）身体禁忌标准

由于疾病而无法上课（长期卧床，或无适当的交通工具可助其出门）。

但是，所有这些标准都是相对的，最终决定权在导师手上。另外，除了个人问题外，还有其他两个因素会导致正念这类干预措施产生不良影响，具体如下：

练习的强度：强度最大的是冥想静修，因此在这一点上应格外小心。

治疗师的素质：治疗师是否有进行安全培训，以及应对练习者不良反应的能力，是干预措施安全性的关键。

这两方面已在特定部分中有介绍。

三、放弃

像其他任何疗法一样，并非所有人都会坚持到底。关于正念的预测放弃率并没有相关数据，但是临床经验表明，放弃率与任何类型的治疗小组相似，即有20%~30%的练习者将会放弃。在组建练习小组时应考虑到这些数据，因为到结束时仍留下来的人员一定会少于开始时的人员。

大部分放弃会发生在前三节练习上，主要原因通常是对动力、时间和练习的过度要求，对大组活动的抗拒，或是对治疗方法的异议。尽管对正念放弃现象的研究不足，但下文总结了已发表的主要数据（多布金及其团队，2012年[①]）。

---

① Dobkin PL, Irving JA, Amar S. For Whom May Participation in a Mindfulness-Based Stress Reduction Program be Contraindicated? Mindfulness 2012; 3: 44-5.

（一）预知放弃正念的主要变量因素

1. 社会人口学。男性比女性更容易放弃。其他社会人口学因素（年龄、文化或经济水平、语言等）的相关度似乎不高。

2. 疾病特征。与其他疾病（失眠、焦虑或高血压）相比，慢性疼痛患者的放弃率更高。症状的数量、初期的压力强度或疾病的持续时间似乎也与预知放弃率无关。

3. 人格特质。具有强迫症特征的人更有可能完成练习计划。

（二）对降低放弃率的一些建议

1. 对参与者进行预筛查，以确认他们是否患有精神疾病。导师必须根据自己的经验和小组的目标，决定是否让患有药物滥用、创伤后应激障碍或病情严重的人员参与练习。

2. 如果检测到参与者患病，但又允许其加入初级练习小组的话，请确保在小组练习期间有合格的专业人员为其提供适当的治疗。

3. 在开始前的个人访谈中，可以告知参与者对其在家练习的期望。

4. 在培训期间及培训后的转诊系统，让出现精神问题的练习者可以有合格的专业人员诊治。

5. 对练习者的赋权。练习者最了解自身情况，知道自己需要何种练习以及哪种练习效果更好。因此，应该强调的是，我们工作的重点不是练习、方案或方法论，而是人。

四、不良反应

和任何其他活动或疗法一样，正念也不能避免可能的意外或不良反应。在针对具有丰富经验（平均练习时间超过4年）的冥想者就该问题进行的第一批研究（夏皮罗，1992年）中，发现意料之外的反应出现频率很高，近70%的冥想者都有类似经历，尽管只有7%的人曾有过的反应会比较强烈。在下文中，我们总结了一些主要的反应。

冥想的意外或不良反应[①]

1. 心理反应。焦虑/苦恼、抑郁/内疚和消极的世界观、困惑和迷失方向、解离症、自大狂、无助感、缺乏评估现实的能力。

2. 生理反应。疼痛、矛盾性高血压、身体不适感。

---

① 夏皮罗，1992年；多布金及其团队，2012年。

3. 人际关系的影响。对他人更加挑剔和不宽容、自大和自恋（鄙视他人）、希望与他人隔离和孤立。

4. 存在主义反应。生活动力减少、无聊、沉迷冥想。

诸如精神病学的病理因素、冥想者以往性格等因素，均会增加这些反应的频率和强度。正念导师的个人性格也会影响这些反应的出现和特征。我们的研究小组对该课题进行了两次重要的回顾（范·戈登及其团队，2017年[①]；赛博亚及其团队，2017年[②]），并且证实了正念导师必须拥有丰富的冥想经验，才能帮助其所指导的学生。此外，如果及早发现，往往会减少意外发生的频率，并且限制意外的发展。

[①] Van Gordon W, Shonin E, Garcia-Campayo J. Are there adverse effects associated with mindfulness? Aust N Z J Psychiatry. 2017；51：977-979.

[②] Cebolla A, Demarzo M, Martins P, Soler J, Garcia-Campayo J. Unwanted effects：Is there a negative side of meditation? A multicentre survey. PLoS One. 2017；12：e0183137.

五、冥想者的神经症

　　持续练习冥想最负面的反应，也是最普遍的反应之一，是一些作者所说的"冥想神经症"。具体表现为，一些经验丰富的冥想者感觉自己"达到了某个境界"，取得了与其他冥想者不同的体验，冥想使他们自以为优于其他人。

　　在佛教和印度教传统中常见这种疾病的描述，这完全与正念精神背道而驰。患者没有溶解自我，反而以自恋的形式增强了自我；没有培养出对他人的同情与爱，反而是与他人拉远了距离，自以为更优越；未能让自己保持存在模式，反而是陷入了持续的执行模式，因为患者的主要目标已变成是，自认为多年来的冥想努力应得到他人的认可。如果我们发现任何治疗师或正念导师患有这种疾病，最好放弃他们的课程，因为在他们身上是什么也学不到的。

六、正念导师的特征及其与不良反应的关系

教授正念练习的专业人员，其特征会助长或遏制副作用的出现。另一方面，如果治疗师经验丰富，引起相同不良反应的后果也会较小。因此，无论是小组或者是单独练习，至关重要的是采用适当的正念教学方法，并在经验丰富的导师带领下进行。除此之外，治疗师必须满足的两个最基本要求是：

1. 必须知道要练习正念的患者的类型。如果需要指导有生理或心理疾病的患者，那么应该由具有此类患者经验的医生或心理学家来进行。建议在练习者加入小组之前对其进行初步评估。

2. 正念练习。仅具有正念的理论知识或仅参加过培训课程是远远不够的。事实表明，自己没有定期练习正念的专业人员是无法正确授课的，因为他无法回答学生提出的与练习有关的问题；而且，如果对患者进行治疗，也无法取得良好效果。

七、在进行静修和正念课程之前进行的问卷调查

像其他任何心理技巧一样，正念也不免有它的意外反应、预防措施和禁忌证。在参加课程之前，尤其是在开始静修之前，建议先填写类似下面这个形式的问卷。如果我们认为参与者患有的疾病会构成风险或是禁忌证，则应知会患者并建议其不参加该活动。决定权在导师手上。如有疑问，我们可以联系患者的医生/心理治疗师，由他们做出最终决定。

（一）在进行静修和正念课程前的评估问卷

正念是一种被证明有效且非常安全的心理技巧，但在某些情况下可能不适用或应谨慎使用。您将要回答的以下问题，目的是为授课的正念导师提供指引，决定您是否可以从正念课程或静修中受益。

参与者需保证回答的真实性和准确性。如果不满足此要

求，会导致导师无法做出合适的决定。

社会人口信息

姓名_____

家庭住址_____

年龄_____　　　职业_____

就业状况（工作、失业、病假、残疾）_____

冥想经历

冥想练习经验（月/年）_____

冥想类型_____

冥想背景（世俗的或宗教的，请注明导师）_____

以往的静修经验（次数和持续时间）_____

健康状况

您曾被诊断出患有何种疾病（包括已被治愈的）？_____

您现在正在接受专业医疗人员的治疗吗？（请注明）_____

您目前正在接受或以前曾接受过何种药物治疗？（请注明

处方药的名称和处方的专业人员）_____

您目前正在接受或以前曾接受过何种心理治疗？（请指明治疗的类型和处方的专业人员）＿＿＿＿＿

（二）练习：出于淤泥的莲花

这是一个经典的佛教比喻：莲花被认为是亚洲最美丽的花朵之一，但其根部却深埋在恶臭的淤泥中。这象征着美与丑之间的相互作用，即其不可标记性。其寓意是教会我们在困境中发现美好。

想象一下漂浮在池塘中央的美丽莲花。沿着花梗想象到根部，直到深入淤泥中。莲花并没有与滋养它的黏糊恶臭的污泥分离。

想象一下您曾经历过的一些消极的体验或状况。莲花是将丑陋转变为美丽的完美例子。将其代入您的经历，这便是一个培养自己韧性的机会，即使在非常糟糕的经历里也能发现积极的学习机会。您从这个经历中学到了可以在未来受益的东西吗？

（三）故事与启示：女孩与杂技

一个女孩自有记忆以来就成了孤儿，她与一位杂技演员一起在印度的各个城镇游历。两人精于表演一个杂技节目，节目内容是女孩爬上男人顶在肩上的长杆。节目很危险，于是男人对女孩说：

"为了防止发生事故，最好是当我们在表演时，我关注你的工作，你也关注我的工作。这样我们就不会有危险了。"

但是女孩盯着同伴的眼睛回答道：

"不对。我应该做好我的工作，而您也要做好您的工作，这样，我们都专注做好自己的工作，才可以避免发生任何意外。"

故事的寓意是，应该关注自己的分内事，而不应在别人没有提出要求的情况下随意介入别人的事情。

第十章

正念中静修的重要性

您在山中寻找安宁，但却往外部探求。

您现在就可以得到安宁，因为它与您同在。

——拉玛那·玛哈希 [二]

一、概念

静修可以定义为，在远离外界干扰的环境中，由专家指导的高强度正念练习，通常是在远离城市喧嚣的修道院或与练习相关的场地进行。并且为了更好地促进练习，用餐通常会是素食。另外，还建议避免使用手机、网络等，以实现与外界的技术隔离。静修通常包括止语期（传统上被称为"高贵的静默"），这样人们就不必遵循社交惯例互相问候和交谈，可以将更多精力放在练习上。保持沉默的目的，不是为了围绕自我反刍思想，而是要获得内心安宁或消除内心对话，这是正念练习的一个特征。

静修的持续时间长短不一。对于初学者来说，可以从一天（不包括夜晚）到一个周末不等。而更资深的练习者则可以进行5或7天，最多2周的静修。时间更长的静修通常就不属于正念范围了，而是其他的一些传统修行。在这些情况下，其持续时间可以是一个月、三个月、六个月、一年甚至三年三个月零三天（藏传佛教为达到喇嘛级别的闭关静修时长）。

在时间安排上也可能各有不同，但通常练习会在早餐前开始，大约早上7点，并在晚餐后再进行最后的一些活动，在晚上11点左右结束一天的练习。尽管会有部分时间进行理论教学，但大部分时间还是以练习为主。考虑到练习的持续时间和强度，只建议健康人群参加静修。患有严重精神疾病的人只有在获得负责治疗他的专业人士的许可后，才可以进行静修练习，因为在他们身上可能会出现精神症状。

二、静修的效力

关于高强度正念冥想静修对健康个体不同心理变量的影响，此类对照研究并不多。主要原因是，这些静修活动采用的是默祷传统的冥想技巧，其目的不是像基于正念的心理疗法那样，为了改善健康人的心理健康或其他特征（例如，增加医护人员的同理心或防止教师职业倦怠）。相反，这些静修面向的通常是有强烈宗教信仰的实践者。另一方面，由于所使用的冥想类型（瑜伽、禅宗、内观禅、超然冥想……）、静修的持续时间（从一周到三个月）和评估的变量（包括从正面影响到负面影响或生活质量等）都存在很大差异，研究的异质性非常大。

关于这一课题最有影响力的研究是霍里①等人的研究

---

① Khoury B, Knäuper B, Schlosser M, Carrière K, Chiesa A. Effectiveness of traditional meditation retreats: A systematic review and meta-analysis. J Psychosom Res 2017; 92: 16-25.

（2017年）。在分析了21项关于使用传统冥想技巧的静修的研究后，研究者们得出的结论是传统冥想是有效的，并且在之后的6~12个月内仍可保持效力。在不同类型的冥想之间，没有观察到疗效的差异。尽管练习者的年龄与静修的效果无关，但相比起经验丰富的冥想者来说，在没有经验的初学者身上会更有效。在健康人群中的效果也比在疾病人群中的好。他们认为，静修对焦虑、抑郁和压力有更明显的改进效果，但对情绪调节和生活质量的改变效力则属一般。最重要的作用机制似乎是正念状态和同情心水平，而接纳心则只有中等效果。实际上，正念水平的提高能预示50%的临床改善。传统的冥想静修的放弃率非常低（不到8%），远低于健康人群中基于正念技术的静修的放弃率（17%）。有关静修效力的更多信息，请参考我们的书《我们对正念了解多少？》的相应部分（加西亚·坎帕约和德马索，2018年[①]）。

① Garcia Campayo J, Demarzo M. ¿Qué sabemos del mindfulness? Barcelona：Kairós, 2018.

三、静修的注意事项与禁忌

从临床角度来看，对于某些人群（尤其是精神错乱和恐慌症患者），不宜进行高强度的、无监督的静修，因为这些静修会引发其精神病症状和恐慌。因此，不建议此类人群进行静修，仅应推荐给健康人群、患有生理疾病或轻度至中度精神病（非精神错乱或恐慌症人群）的人群。

四、静修与常规练习的效力对比

尽管对这个主题还没有足够的研究，但是目前的数据表明，静修比常规练习更有效，这也是佛教传统一直捍卫的观点。冥想产生的最明显和最重要的神经生理变化之一是呼吸频率的降低。正念训练被认为可以通过感知和调控呼吸模式，培养对生理刺激的检测和反应能力。与常规的日常练习相比，在静修期间的强化训练可以更好地学习和巩固这一过程，并且可以使呼吸方式产生持久的变化。

因此，有研究证实呼吸频率的降低与练习有关，但不是与每天的练习时间有关，而是与花在静修上的时间有关。原因尚不清楚，但有说法是，在静修中产生的心理变化之所以能得到更好的"巩固"，是因为在静修中，人们每天可以练习的时间更长，且天数更多，而且很少受到外界刺激和复杂环境需求的影响。相反，常规练习是在我们日常生活环境中进行的，刺激频繁且需面对多种压力。这一发现可能令我们需要对其作用机制以及应该如何计划正式练习进行评估。

有研究认为，高强度静修应该作为一种有效手段，在正念培训和练习中作为更重要的角色出现，尤其如果我们期待的不仅仅是评估其短期影响，而且是希望将其作为改变长期生活方式的工具。出于这个原因，我们小组每年都会组织数次为期一天、一周末或五天的静修活动。

（一）练习：头脑的隐喻

佛教等冥想传统已发展出一系列隐喻意象，使我们能够更好地理解头脑。其中一些经常会在正念中使用，因此我们将它们收录在内。意象传达给我们的是，头脑不是心理活动和现象的集合，而是场所，是它们出现的空间。最常用的隐喻是以下几个：

1. 高山

这是最常用的。想象我们在山顶上，坐在由巨石刻出来的椅子上。在那里我们可以看到天空，非常干净和晴朗，万里无云，它象征着头脑。但随着时间的推移，代表着思想和情感的云朵开始出现，并逐渐覆盖了整片天空。后来，我们都已不记得原来那里有一片晴朗的天空了，因为它已经被云层完全覆盖了。正念就像一阵微风，将云层（思想）渐渐吹散，我们便可通过云缝隐约看到蓝天（头脑的原始面目），这样直到云层消失，只留下晴朗的天空。有三种渐进的练习方式：在初始阶段，只是观察飘过的云朵（心理现象）。在中期阶段，分析云的特征（内容）。在最后阶段，观察云朵之间的空隙（头脑的原始面目）。

2. 河岸

想象我们坐在河岸上，心理现象就是一些顺着水流漂下来的木头。在开始冥想之前，我们就像置身河里一样，不断地被这些木头撞击。正念练习是退后一步离开河流，这样便能观察水流（我们的头脑），但不被它影响。

3. 池塘

我们想象自己正坐在一处水质非常干净，但底部却充满淤泥的池塘边。每当出现一个想法时，就好像往池塘里扔了一块石头。石头产生的湍流搅动了底部的淤泥，水面也变得浑浊不清。当头脑平静下来，没有想法时，就不会有石头掉进池塘，淤泥沉淀在池底，水又变得清澈起来。

4. 刺破气球

我们想象自己在一间宽敞而开阔的空房间里，这就是我们的头脑。我们坐在里面，周围都是气球。它们大小不一、形状和颜色各异，代表着我们的情感和思想的强度、内容和意义（积极或消极）。对于大多数人来说，头脑就是这样的。由于整个房间都布满了气球，也就是说，始终存在内心对话，企图将丑陋的气球换成漂亮的气球。总之，就是将消极的情绪和想法换成积极的。正念就是注意力之针，当我们客观地观察这些气球时，便会刺破它们并使它们消失。最后，就只剩下宽敞空旷的房间，也即是我们的头脑。

5. 镜子

想象面前有一面巨大、明亮、透彻且非常干净的镜子，它就是我们的头脑。各种可怕的情绪和想法出现在镜子前，但是我们不能接受它们，因为我们认为这不是我们应该有的。它们以堆成小山的粪便、蠕虫和腐恶之物的形态出现。然而，头脑就像镜子一样，只会反射出污垢的镜像，而不会被其弄脏，因为它们只是一种映像。当那些可怕的情感和想法消失时，我们的头脑（镜子）将还是那么干净和透彻。这是一个很有用的隐喻，它可以让我们接纳心中自发出现的，不是我们自愿产生的，且会使我们内疚的消极思想和情绪。

（二）故事与启示：清水

已年老的佛陀，在午后的阳光下漫步山间。他让大门徒阿难陀（Ananda）从刚经过的溪流中给他打点水来。阿难陀返回到小溪边，却发现有马车刚刚经过了那条小溪。水变得很浑浊，并且水面上有漂浮着落叶，因此溪水无法饮用。他回去并向佛陀解释。

佛陀对他说："您再回去一次。那里的水原本是纯净且清澈的，尽管现在看起来浑浊。您只需等待，观察，除此以外什么也不用做。不要进入溪流中，因为如果您这样做，就会再次弄脏溪水。如果您照我说的去做，泥土就会沉淀下去，落叶也会沉到水底。"

头脑就像那股溪流：原本是纯净的，但暂时被思想和情感搅浑与弄脏了。只需观察它并且等待，它就会恢复清澈，因为这才是它的本质。

第十一章

将保持练习正念视为一种生活方式

世上本无路，
走便有了路。

——安东尼奥·马查多 [一]

一、在日常生活中练习正念的困难

正念练习的最大困难之一，是将其融入日常生活中，并一生保持练习。有关该课题的现有研究以及临床与教学的经验表明，接受过正念培训的人中，只有不到30％的人会在6~12个月内坚持有规律的练习（多布金及其团队，2012年）。

难以长年保持练习的问题不仅出现在正念中，还出现在许多其他领域，例如健康的生活方式（定期进行体育锻炼、健康饮食）、艺术活动（练习某种乐器、排练戏剧、跳舞），以及几乎所有的人类活动。在最初的几个月，练习通常是密集而频繁的，但是逐渐地，练习的频率会减少，并且每次练习的时间也会越来越短。我们总可以为放弃练习找到各种借口。这一点是可以理解的，因为在生活中会有许多令我们愉悦的活动可供选择，而生命有限，所以很难在许多活动之间进行抉择。

在对成瘾动机的访谈中，复吸被视为康复过程的其中一个阶段。同样，在正念里，放弃练习也应被视为学习过程的其中一个阶段，并应从一开始就采取预防措施，来做好准备应对它。

二、对坚持正念练习的一些建议

想要坚持练习可以应用多种办法。通常，它们可以分成以下几组：

（一）动机/价值观

我们之前提到过，为了长时间地坚持某项活动，其必须在我们的价值观人生界观中占有重要地位。因此，不时地检验我们的价值观与操守，并分析正念在此中的作用，是非常重要的。相关经验告诉我们，能够多年保持正念练习的人，正是那些与拥有与正念一致人生观的人（例如东方宗教传统的实践者）。

（二）小组支持

与任何群体活动一样，如果除了个人练习以外，再配合小组练习，则更容易坚持下去。冥想传统从来都很强调团体练习（梵语中称为僧团）的重要性。

由于团体的力量，分组冥想强度更高也更深入。此外，团体还有支持和约束的作用，有助于坚持练习。

因此，将正念融入我们日常生活的最有效方法之一就是，加入某个冥想练习小组。最理想情况是可以加入一个纯粹的正念练习组（正名sangha laica），但并不是总能有这样的机会。另一种选择（取决于我们的信仰）是参加宗教团体（禅宗、藏传或内观禅）中的冥想小组，或参加瑜伽或其他身心技巧小组（太极拳、气功等）。

还有一个重要因素是应与某位导师保持一种稳定的关系，即使只是通过电子邮件也好，以便针对练习中可能出现的疑惑提问。

（三）练习本身

定期接受培训和坚持练习，可以加强正念深度，使其在不同生活领域的作用更加明显，继而增强我们对练习的兴趣。

因此，定期阅读有关正念的书籍或文章，或参加有关该主题的讲座和课程都会非常有用。但最能让我们持之以恒的办法是定期参加静修。推荐的频率是一年进行一次。初学者最好先参加短期静修（1~2天），然后再逐步延长（3~7天）。超过一周的静修不是正念特有的模式，而是宗教团体的冥想修行。

（四）帮助他人

坚持练习的一种极好方法是，使其成为职业的一部分（有很多机会可以将正念融入我们正在从事的工作中），或为别人提供无私的帮助（在许多非政府组织和不利环境中，可以通过正念来改善心理健康）。

对于以上所有这些方法，新技术的利用也可以提供重要的帮助。事实上已经有一些网上僧团，可以让大家在论坛里讨论话题、在线指导实时练习，或提供可下载的视频以供练习者随时使用。在这些情况下，即使是在虚拟环境下进行小组练习，也可以使我们获得前文所述的某些益处。

最后，还有另一个要点就是，我们必须接受生命漫长的事实。我们每个人都会在一生中经历变化，在我们生命中的某些阶段，即使是最根深蒂固的习惯，例如正念的练习，它对于我们的重要性也会降低。所以我们应该承认人生是一次长跑，人们总会遇到周期性的坎坷（专家说，每十年我们便需要改变自己的活动和环境，以免失去动力）。

三、冥想的中长期影响

我们来总结一下正念练习者产生的心理变化，并以此来监测练习的进度。同样，正念的练习不应是为了达成这些目标，否则我们的头脑便无法处于存在模式，而会变成执行模式了。如果正确实践并且没有期望，改变将自然而然地发生。具体改变如下，通常会以类似的顺序出现：

（一）定期正念练习会产生的主要心理改变

1. 出现"观察者"或"意识见证人"的身份。这是冥想练习最先开始出现的现象之一。具体表现为思维的局部分离，意识的其中一部分（也就是作为"观察者"）清晰地观察所发生一切，成为心理和身体活动（感觉、思想、情感和冲动）的客观见证者，但不参与其中。在这里，我们可以使用另一种比喻：未经注意力集中训练的头脑就好比一匹野马，这是一个驯

"马"的过程。当注意力练习到一定程度，我们便可以"驾驭"头脑了。也就是说，我们可以随时，甚至在困难的时刻，例如高压力或沮丧的情况下，观察自己的心理和身体活动而不至于"落马"（不会被其困扰或因此做出不当反应）。这便符合了正念的至上准则之一，即是说，我们不是自己思想和情感的本身（我们一般会错将自己完全代入其中），而是思想和情感的观察者。

2. 身体感官意识的增强。在大多数情况下，当头脑没有具体任务时，由于头脑中几乎没有内心对话，人们对身体活动（如呼吸、姿势、动作或听觉）的意识便会增强。这个过程是正念最重要的作用机制之一。

3. 心理活动放慢。成功驾驭注意力会减少心理活动并让其发生得更慢，让人得以更好地识别和理解它们。

4. 减少代入心理活动，因为它们是无关紧要的。以观察者身份来定义与观察心理活动，我们可以理解到，无论它的内容如何，只要我们仅限于观察它而不依附于它，它就会在几秒钟内消失。因此，这些心理活动都是短暂而虚幻的，尤其应该认识到，它们都是无关紧要的。人可以更客观、无差别地感知自己的心理活动。没有愤怒感，但可以观察愤怒感如何出现。不觉得自己失败，但可以观察缺乏自信的想法是如何出现的。观察思想和情感如何出现，但不代入它们。

5. 更好地调节情绪。注意力可以观察情绪的出现方式，识别情绪的类型（例如愤怒、悲伤）及其在身体和心理层面所产生的影响。正念让我们避免陷入由思想所带来的情绪中，使我们能远距离地观察变化，尤其是由情绪所导致的身体变化，直到它们逐渐减弱并最终消失。

6. 内心对话减少。作为构成内心对话的心理现象，特别是反刍思维，当我们能够从观察者的立场看它，将它视作暂时性的和无关紧要的现象，它的影响便会越来越小。这样，头脑就不会无休止地自言自语，谈论自己与世界的关系，而会开始在大部分时间出现一种带着幸福感的内心宁静。由于过去或未来其实是不存在的，我们不会花太多的时间来思考它们，也不会浪费时间去试图解释过去的事情为什么会发生在我们身上和它们会导致的后果。因为我们增加了对事情的接纳度，并且知道内心对话的目的仅是为了维持某种"控制感"。

7. 对实现目标的兴趣减少，转而被获得价值观所取代。目标是对环境的具体期望，我们希望将其实现以满足某些特定需求。目标其实是一种与希望在未来得到的某种积极情绪相关的目的性思想。当自我意识发生变化，不再对它进行代入性地观察时，我们对目标的兴趣就没那么大了。我们的行为不再受喜欢或不喜欢的感觉制约，而是受我们的价值观和人生观指导。应该明确的是，可以为未来制订计划，但不应将其变成期望。例如，我可以计划如何渡过这个暑假，但如果计划无法实行，那我便会制定另一个对我来说也是很完美的计划，因为我并没有期待第一个计划一定会实现。

8. 发展出接纳的心态。练习的基础指导说，当我们失去注意力并将其重新带回锚点时，我们应保持友善而富有同情心的心态，而不应生气或愤怒。许多冥想者对自己和他人持有过于激烈的批评态度。如果是这样，便意味着有某些地方做错了。冥想的目的并不是裁断或批评他人或自己，而是要让我们更加快乐并能帮助他人。这种接纳的心态也能使我们避免产生与正念关系最大的障碍或疾病，也就是所谓的"冥想者神经症"，我们在《冥想的不良影响》一章中介绍过。这种态度令我们能接受自己，包括我们不喜欢的消极方面，而不是否认或拒绝它们，同样，也能接受与我们的期望不符的外部现实。关于完全接受现实的那一章告诉过我们如何能够更好地理解这一过程。

9. 改变自我观念。由于几乎没有任何内心对话，并且对思想和情感进行了非代入性的观察，自我形象就会发生变化。我们对自己是怎样的人，有什么优点和缺点，都不再有僵化与武断的想法，因为这些想法都是通过内心对话滋生的。取而代之的是一个动态的、不断变化的、可以随着当下环境自由改变的自我概念。随着内心对话的逐步消失，我们会以初心来对待我们身上发生的每一个新事件。我们会顺应持续的当下，不受过去的影响，也不去担心或预测未来。

在这种情况下，我们与经验融合，观察者的自我与被观察对象之间的距离逐渐缩小，我们将能顺应未被这个逐渐消失的自我标记过或评估过的连续体验。

这种变化在语言上会很明显地体现出来，我们将不会持续地使用代词"我"，这个代词会变得多余。这会给我们的变化提供更大的自由度，因为我们不再是一个固化的成品。

10. 更强的安宁感与幸福感，并发展出交互意识或共享意识。以上所有会让个体发展出更大的安宁感与幸福感。但不会因此而停止冥想，因为您会很享受冥想的过程。随着自我感的削弱，在拉近观察者与被观察者之间距离的前提下体验所有经历，我们与宇宙以及与全人类之间的联系就会变得更加明显。我们与世界分离的假象，也就是产生自我不完整感并导致存在主义痛苦的根源，将会消散。我们感觉自己是宇宙整体的一部分，因此有责任使这个世界变得更美好，使生活在这个世界上的人更加幸福。

在所有这些变化中，必须强调，其中最重要的两个是：发展出观察者身份（可使正念的全部益处得以实现）和接纳的心态（可对自己和对世界产生更大的共情）。

（二）练习：正念与你的价值观之间的关系

采取常用的冥想姿势，呼吸数次。如果你以前曾进行过葬礼练习或老人练习，请回想一下，对你来说最重要的价值观是什么。如果没做过，请反思一下你生命中最重要的、最希望能记住的事情。思考一下其中最主要的两到三个价值观，以及正念可以如何帮助你与它们保持一致。

想象一下你的未来生活，在接下来的10年、20年或30年里有规律地练习正念。从幸福感和价值观的一致性的层面想象一下这种生活将会是怎样的。这样持续思考几秒钟。

现在反过来，想象一下未来10年、20年或30年里不再练习正念，再次从幸福感和价值观的一致性的层面想象一下你的未来生活又会是怎样的。保持反思几秒钟。

想象一下未来你可能会犹豫是否继续练习的那些时刻，以及可能会导致你放弃该练习的那些主要原因。把你的价值观与所想象的未来生活联系起来，以激励自己继续练习。慢慢地，在你认为适当的时候，重回呼吸练习，然后睁开眼睛。

（三）故事与启示：木筏

有一天佛陀对他的门徒说：

"徒弟们，有一个人在旅途中到达了一片广阔的水域。岸的这一边十分危险，但另一边却是安全的。但是，没有任何船或者桥能帮助他到达另一边。于是这个人便想，如果能造一个木筏便可解决问题。然后说做就做，他造了木筏，成功地到达了安全的彼岸。上岸以后，他觉得木筏对他的用途很大，因为多亏了它才能成功到达此处，应该随身携带这个木筏，无论是顶在头上还是背在身上。

"徒弟们，如果这个人真的这么做了，你们会怎么想呢？你们认为他这样做对吗？不，肯定是不对的。那么如何处置木筏才是正确的呢？正确的做法应该是，虽然木筏帮助他抵达了一个安全的地方，但现在他应该将它留那里并继续前行。同理，徒弟们，我向你们传授的教义，就像这个能渡人穿越痛苦到达彼岸的木筏，但你们应该避免依附木筏，或依附教义本身。"

参考书目

1. Castaneda C. El arte de ensoñar. Madrid: Gaia ediciones, 2010.

2. Cebolla A, Demarzo M, Martins P, Soler J, Garcia-Campayo J. Is there a negative side of meditation? A multicentre survey. PLoS One. 2017; 12: e0183137.

3. Dahl CJ, Lutz A, Davidson RJ. Reconstructing and deconstructing the self: Cognitive mechanisms in meditation practice. Trends in Cogn Sci 2015; 19: 515-23.

4. Dobkin PL, Irving JA, Amar S. For Whom May Participation in a Mindfulness-Based Stress Reduction Program be Contraindicated? Mindfulness 2012; 3: 44-5.

5. Garcia Campayo J. La ciencia de la compasión. Barcelona: Siglantana, 2019.

6. Garcia Campayo J. Nuevo Manual de mindfulness. Barcelona: Siglantana, 2019.

7. Garcia Campayo J, Demarzo M. ¿Qué sabemos del mindfulness? Barcelona: Kairós, 2018.

8. Gunaratana BH. El libro de mindfulness. Barcelona: Kairós, 2012.

9. Holzel B, Lazar SW, Gard T, Schuman-Olivier Z, Vago DR, Ott U. How does mindfulness meditation work? Proposing mechanisms of action from a conceptual and neural perspective. Perspect Psychol Science 2011; 6: 537-59.

10. Kabat Zinn J. Full Catstrophe living: Using the wisdom of your body an mind to face stress, pain and illness. New York, NY: Delta, 1990.

11. Khoury B, Knäuper B, Schlosser M, Carrière K, Chiesa A. Effectiveness of traditional meditation retreats: A systematic review and meta-analysis. J Psychosom Res 2017; 92: 16-25.

12. Plaza I, Demarzo MMP, Herrera-Mercadal P, García-Campayo J. Mindfulness-Based Mobile Applications: Literature Review and Analysis of Current Features. JMIR Mhealth Uhealth 2013; 1: e24.

13. Shapiro DH J. Adverse effects of meditation: A preliminary

investigation of long-term meditators. Intern J Psychosom 1992;
39: 62-67.

14. Siegel RD, Germer CK, Olendzki A. Mindfulness: ¿Qué
es? ¿Dónde surgió? En: Manual clínico de mindfulness (ed.
Fabrizio Didonna). Bilbao: Desclée de Brouwer, 2009.

15. Van Gordon W, Shonin E, Garcia-Campayo J. Are there
adverse effects associated with mindfulness? Aust N Z J Psychiatry.
2017; 51: 977-979.

16. Wielgosz J, Schuyler BS, Lutz A, Davidson RJ. Long-
term mindfulness training is associated with reliable differences in
resting respiratory rate. Scientific Reports 2016; 6: 27533.